Margot Hellmiß

Heilfasten nach F. X. Mayr

Mit der »Kur-Semmel« zu körperlichem und seelischem Wohlbefinden
Das 2-Wochen-Programm mit Erfolgsgarantie

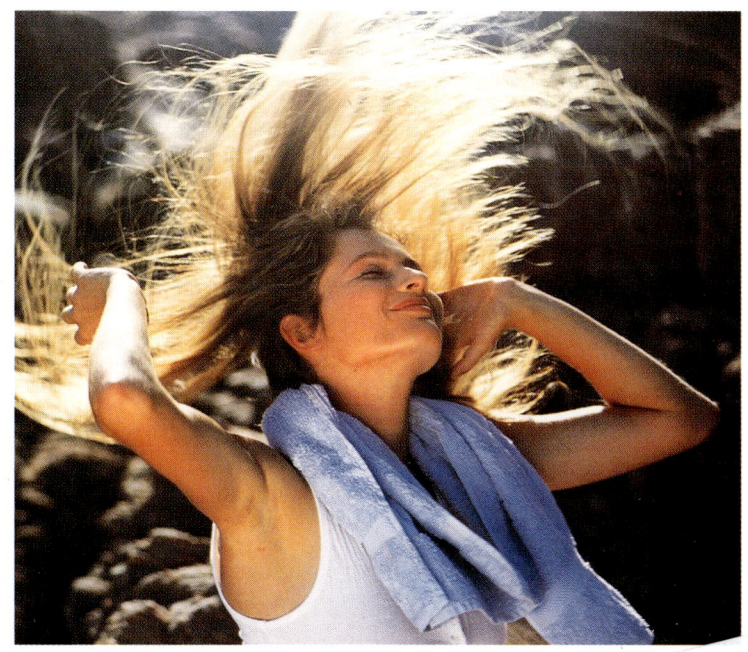

Südwest

Inhalt

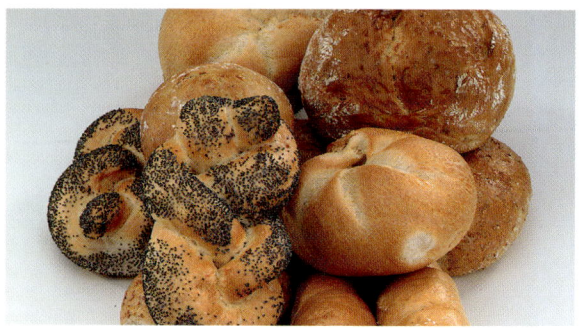

Mit der Kursemmel von F. X. Mayr kann jeder das richtige Kauen üben.

Ungesüßte Früchte- und Kräutertees sind besonders magenfreundlich.

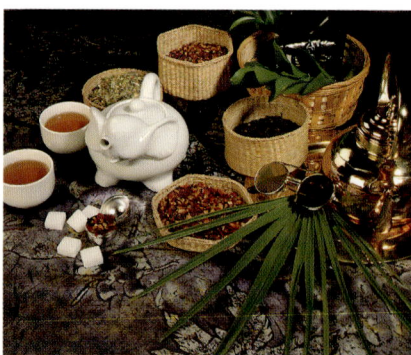

Eine Darmmassage fördert die positive Wirkung der Kur.

Die Milch ist neben der Kursemmel der zweite klassische Bestandteil der Mayr-Kur.

Bittersalzlösung am Morgen vollendet die Reinigung des Darms.

Vorwort

Seit Jahrtausenden kennen die Menschen die wohltuende Wirkung des Fastens. Hinduisten und Buddhisten halten regelmäßig ihre Fastenzeiten ab. Im Islam gibt es den Fastenmonat Ramadan, und auch in der Bibel ist vom reinigenden Fasten oft die Rede. In den meisten Kulturen gilt Fasten als Labsal für den geplagten Leib und die belastete Seele.

Die moderne Medizin weist ebenfalls nach: Fasten normalisiert den erhöhten Blutdruck sowie die Blutfett-, Blutzucker- und Harnsäurewerte, verringert das Gewicht und steigert das allgemeine Wohlbefinden und die Widerstandskraft. Letzteres ist in einer Zeit zunehmender Umweltbelastungen besonders wichtig.

Fasten beschert Glücksgefühle

Alle Fastenden wissen aus Erfahrung von den Hochgefühlen, die ihnen das Fasten bescheren kann, und von der erleichternden Wirkung für den gesamten Organismus.

Aber strenges Vollfasten, das heißt jeglicher Verzicht auf feste Nahrung, ist nicht jedermanns Sache und auch nicht für jeden geeignet. Fasten ist ein Willenstest, eine geistig-seelische Leistung. Wer diesen festen Willen nicht aufbringt oder sich beruflich nicht für eine reine Fastenkur freimachen kann, für den gibt es die gemäßigte Fastenkur von Franz Xaver Mayr, die sogenannte Milch-Semmel-Kur. Denn diese Kur ist Fasten, ohne zu fasten. Wer die Milch-Semmel-Kur richtig durchführt, leidet keinen Hunger. Mit ihr erzielt man eine gründliche Darm- und Blutreinigung sowie eine Entschlackung, die sich positiv auf das gesamte Befinden auswirkt.

Strenges Vollfasten ist sehr schwer. Die Milch-Semmel-Kur von Franz Xaver Mayr hilft Ihnen zu fasten, ohne zu fasten.

Naturheilkunde und Reformkost

F. X. Mayr erhielt seine Anregungen aus den Naturheil- und Reformkostbewegungen des 19. Jahrhunderts, zu denen so bekannte Namen wie Schroth oder Bircher-Berner gehörten. Seit dieser Zeit gibt es die F. X. Mayr-Kur.

Heute sind es vor allem ernährungsbedingte oder sogenannte Wohlstandskrankheiten, die uns zu schaffen machen, wie Bluthochdruck, Arterienverkalkung, Gelenkentzündungen, Zuckerkrankheit, Übergewicht, Darmleiden, Verdauungsstörungen, Magenkrankheiten, Gicht, Rheumatismus, Schlafstörungen oder Allergien.

Bei diesen Leiden kann eine Mayr-Kur erstaunliche Besserungen verschaffen. Die einzige Voraussetzung dafür ist, daß man eine solche Kur wirklich machen will.

Auch wenn man sich gesund fühlt, kann eine Mayr-Kur nützen. »Jeder Mensch kann immer besser werden«, lautete F. X. Mayrs Wahlspruch. »Es gibt kaum einen Menschen, der so gesund ist, daß er nicht durch zeitweiliges Ausschalten seiner üblichen Ernährung noch gesünder, leistungsfroher und lebensfähiger werden könnte.«

Was dieses Buch für Sie tun kann

Das vorliegende Buch liefert Ihnen die ausführliche Beschreibung der Mayr-Kur mit vielen praktischen Tips. Auch diejenigen, die sich noch nicht zu einer Fastenkur aufraffen können, finden hier nützliche Ernährungstips und Einblicke in die Arbeit unseres Verdauungssystems, von dem »in erster Linie unser Gedeihen« abhängt, wie F. X. Mayr sagte.

Abschließend soll Ihnen noch die 6000 Jahre alte Weisheit aus dem alten Ägypten, die heute mehr denn je Gültigkeit hat, mit auf den Weg gegeben werden: »Die meisten Menschen essen zuviel; von einem Drittel dessen, was sie essen, leben sie, von den anderen zwei Dritteln leben die Ärzte.«

Schon vor fast 6000 Jahren wußten es die Ägypter: »Die meisten Menschen essen zuviel.«

F. X. Mayr – sein Leben und Werk

Wer war F. X. Mayr?

»Somit hängt von der Güte der Verdauung der Nahrung in erster Linie unser Gedeihen ab«, lautet der Kernsatz von F. X. Mayrs Lehre.

Dr. med. Franz Xaver Mayr war Arzt für Allgemeinmedizin, Forscher und Verfasser mehrerer Werke, die die fundamentale Bedeutung der Verdauung für die gesamte Gesundheit des Menschen zum Gegenstand haben.

Für F. X. Mayr ist der Mensch nicht nur das, *was* er ißt. Vielmehr ist von entscheidender Bedeutung, *wie* der Mensch ißt, und vor allem, wie er seine Nahrung verdaut. Mag die Nahrung noch so gut sein: Es hilft nichts, wenn das Verdauungssystem die Nährstoffe nicht richtig aufnehmen und umsetzen

*Steiermark –
Heimat von Franz Xaver Mayr.
Nach einem erfüllten
Mediziner- und Forscherleben
in Eintracht mit der Natur
starb er 91jährig in seinem
Geburtsort Gröbming
am Fuß der Niederen Tauern.*

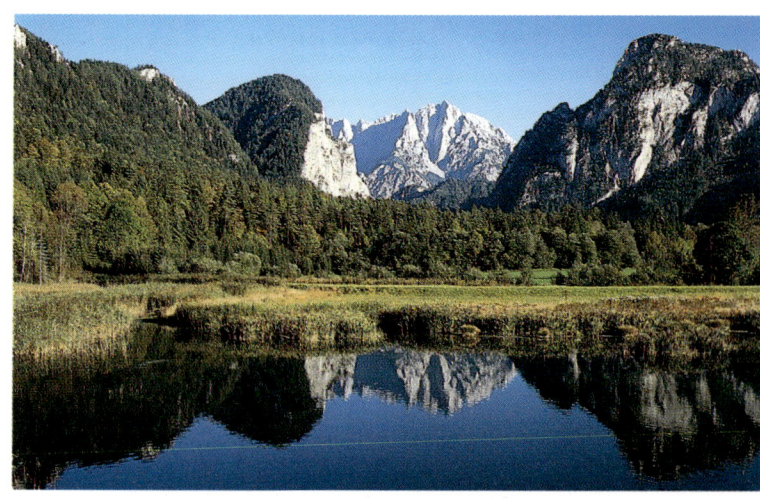

kann. Diese Erkenntnis war F. X. Mayr Auftrag für ein ganzes Forscherleben. Seit seiner Zeit als junger Medizinstudent bis hin zu seinem Tod im 91. Lebensjahr war er unermüdlich darum bemüht, die Auswirkungen einer mangelhaften Verdauungsleistung auf den übrigen Organismus zu klären. Zudem entwickelte er eigene Diagnosetechniken und wirkungsvolle Therapien zur Wiederherstellung einer gesunden Verdauung.

Frühe Erfahrungen

Franz Xaver Mayr stammte aus der Steiermark in Österreich. Er wurde im Jahr 1875 in dem Dorf Gröbming am Fuß der Niederen Tauern geboren.

Seine Erfahrungen als Bergbauernbub prägten F. X. Mayr fürs Leben. So lernte er früh, die Gesundheit von Rindern anhand äußerer Merkmale zu beurteilen, wie an der Form des Leibes, an der Fellfarbe oder am Gebiß. Er erlebte, daß erfahrene Bauern ihren Kühen und Stieren, die keine Fortpflanzungslust verspürten, ein Abführmittel als Aphrodisiakum (luststeigerndes Mittel) verabreichten.

Mit dieser Beobachtung war der Grundstein für seine Erkenntnis gelegt, daß eine gestörte Verdauung den ganzen Körper in Mitleidenschaft zieht und unter anderem negativ auf eine Reihe von Drüsen, nicht zuletzt die Geschlechtsdrüsen, einwirkt. Denn Abführmittel spülen giftige Rückstände aus dem Darm und sorgen so dafür, daß diese Stoffe fortan nicht mehr ins Blut übergehen und anschließend in die Drüsen gelangen. Die »auf diese Weise erzielte Besserung des Blutes« sollte »einen neuen, frischen Trieb in das Geschlechtsleben bringen«.

Auch andere Erkenntnisse Mayrs zeugen davon, daß er sie sich als Kind in der unverbrauchten steirischen Bergwelt erworben hatte. Beispielsweise verglich er den menschlichen Verdauungsapparat gerne mit den Wurzeln eines Baumes.

An Bergkühen fand Franz Xaver Mayr den Grundstein seiner Lehre: Die Verdauung bestimmt die ganze körperliche Verfassung.

Der Verdauungsapparat gleicht den Wurzeln eines Baumes: Beide entziehen ihrer Umgebung Nährstoffe. Aber beide können auch so vergiftet werden.

So, wie diese Nährstoffe aus dem Boden ziehen, nimmt der Mensch mit den Zotten der Darmschleimhaut Nährstoffe aus dem Darminhalt auf. Ist unsere Verdauung gestört, »treten im Darminhalt Veränderungen ein, die ganz ähnlich einer Bodenversumpfung sind, insofern sich Sumpfgase, Gifte und dergleichen entwickeln«. Die Auswirkungen einer derartigen »Bodenversumpfung« sind bei Mensch und Baum recht ähnlich. F. X. Mayr beschrieb die Folgen mit den drastischen Worten: »Der vorher noch üppige Baum bekommt ein immer mehr kränkelndes, sieches, verkommenes Aussehen, er erscheint vorzeitig gealtert, und er wird morsch und hinfällig.«

Der Kurarzt F. X. Mayr

Als F. X. Mayr in Graz Medizin studierte, verdiente er sich in den Semesterferien etwas Geld als Praktikant. In der Wasserkuranstalt von St. Radegund bei Graz massierte er Patienten, die hauptsächlich unter chronischer Verstopfung (Obstipation) litten. In seinem Bemühen, mehr über diese Krankheit zu erfahren, fiel ihm auf, daß keines seiner Lehrbücher Aussagen darüber enthielt, woran man eigentlich einen vollkommen gesunden Bauch beziehungsweise einen optimal funktionierenden Darm erkennen könne.

In der Medizin gilt ein Organ als erkrankt, wenn es Abweichungen gegenüber seinem als gesund definierten Zustand aufweist. Aber ohne die genaue Beschreibung eines gesunden Bauches war es kaum möglich, eine exakte Diagnose des erkrankten Bauches zu stellen. Und damit blieb auch jede bis dahin angewandte Therapie fraglich. Diesen Mangel wollte F. X. Mayr beheben.

Nach dem erfolgreichen Abschluß seines Medizinstudiums im Jahre 1901 arbeitete F. X. Mayr nochmals in St. Radegund, dann im Kurhaus von Johannesbrunn bei Tropau und schließlich als Kurarzt in Karlsbad, dem heutigen Karlovy

Vary in Tschechien. In späteren Jahren betrieb er eine eigene Praxis in Wien.

Seine Behandlungs- und Forschungsmethoden waren anfangs recht ungewöhnlich. Er verordnete nämlich jedem Kurpatienten, gleich welche Beschwerden er vortrug, erst einmal folgendes: Morgens und abends Weißbrot und Milch, mittags etwas Fleisch mit Reis oder Kartoffeln; alles andere, etwa Süßigkeiten, Fett oder Gewürze, war tabu. Im Verlauf seiner Forschungsarbeit kamen dann Fastenkuren, Darmsäuberungen und Darmmassagen hinzu.

Während der Behandlungen notierte F. X. Mayr sorgsam alle Veränderungen, die er an den Patienten feststellte; vor allem Größe, Form, Härte und Druckempfindlichkeit des Bauches, aber auch Brustkorbform, Haltung, Hautfarbe und vieles mehr. Aus der Fülle von Daten gelang es, ein ideales Erscheinungsbild vom »verdauungsgesunden« Menschen zu entwerfen.

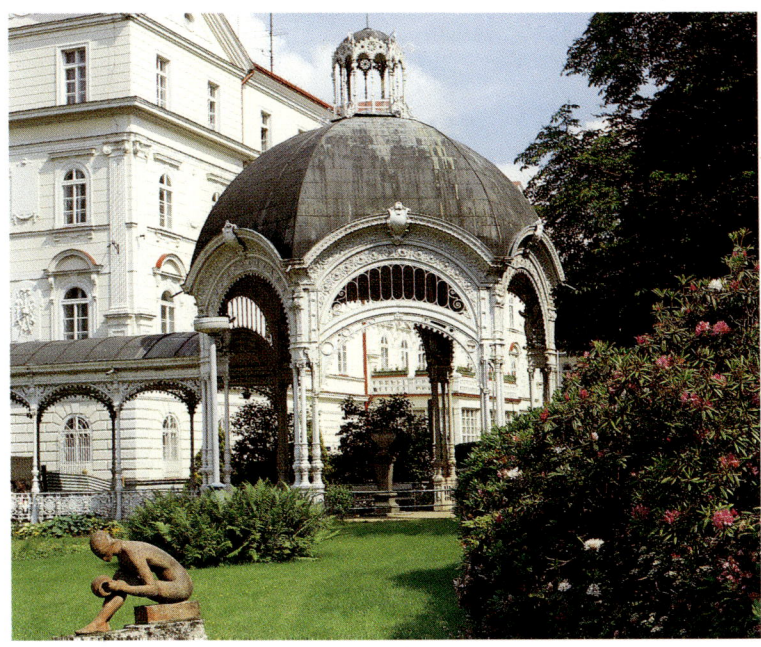

Im berühmten Kurbad Karlovy Vary (Karlsbad) verordnete Franz Xaver Mayr all seinen Kurpatienten: Weißbrot, Milch, Fleisch, Reis, Kartoffeln. Alles andere war tabu. Der Erfolg gab ihm recht.

Damit gab F. X. Mayr der Medizin einen Vergleichsmaßstab an die Hand, mit dem schon im Vorfeld genauerer Untersuchungen, sozusagen per Augenschein, Fehlleistungen des Verdauungsapparates erkennbar wurden.

Äußere Kennzeichen von Verdauungsproblemen

Beispielsweise können hochstehende Schultern darauf hindeuten, daß mit der Verdauung etwas nicht in Ordnung ist. Bei gesunden Menschen fallen die Schultern nach außen hin leicht ab. Bei einer Reihe von Verdauungsstörungen kommt es aber zu einem erhöhten Druck im Bauchraum. Die Folge: Der Brustraum kann sich beim Einatmen nicht nach unten hin erweitern. F. X. Mayr schrieb dazu: »Die Schultern und der Brustraum nehmen auf diese Weise für dauernd eine Lage und Form an, wie sie sie im Moment tiefer Einatmung sonst nur vorübergehend haben.«

Verblüffende Ergebnisse von F. X. Mayrs Forschung sind:

Verdauung geschieht nicht isoliert im Körper, sondern beeinflußt zahlreiche Organe und Körperfunktionen.

- Alle gesunden Erwachsenen, egal wie groß sie sind, haben in etwa gleich große Bäuche.
- Das Gefühl, im Magen-Darm-Bereich ohne Beschwerden zu sein, ja selbst »Kieselsteine« vertragen zu können, sagt nichts über den wirklichen Zustand des Verdauungsapparates aus.
- Die Güte der Verdauung beeinflußt nicht nur den Bauchraum, sondern auch die Haltung der Wirbelsäule, die Länge des Halses, die Größe und Form des Brustkorbs, die Atmung, die Tauglichkeit der Gelenke, die Farbe, Spannung und Reinheit der Haut, die Faltenbildung, die Lage und Form der weiblichen Brüste, die Beschaffenheit der Haare und Nägel, das Ausmaß der Zahnsteinbildung, die psychische Befindlichkeit und vieles mehr.

Mayrs Werk

Im Jahre 1912 veröffentlichte F. X. Mayr sein erstes Buch mit dem Titel »Studien über Darmträgheit (Stuhlverstopfung) – ihre Folgen und ihre Behandlung«. Es folgten in den Jahren 1920 und 1921: »Schönheit und Verdauung – die Verjüngung des Menschen durch fachgemäße Wartung des Darmes« und »Fundamente zur Diagnostik der Verdauungskrankheiten und ihre Folgen für die gesamte Medizin«.

Schlechte Verdauung – arbeitslos?

In zwei weiteren Büchern aus den Jahren 1923 und 1927 befaßte sich F. X. Mayr auch mit wirtschaftlichen Fragen: zum Beispiel »Die radikale Lösung der Arbeitslosenfrage von der Wurzel her«. Damit meinte er, daß »Verdauungskranke wie Trinker … verschlafen, träge, arbeitsunlustig und leicht ermüdbar« sind und somit »für sich, für den Staat und für die Familie weniger als Gesunde« schaffen. Inwieweit diese Auffassung ein Beitrag zur Bekämpfung der Arbeitslosigkeit in unseren Tagen ist, sei dahingestellt.

Die Probleme des heutigen Wirtschaftslebens sind kaum mit denen zu vergleichen, die vor dem Zweiten Weltkrieg herrschten. Dennoch hat F. X. Mayr schon damals einen Punkt angesprochen, der heute aktueller ist denn je: die Kostenfrage im Gesundheitswesen und die Folgekosten von Gesundheitsschäden für die gesamte Gesellschaft. Er meinte: »Nur durch die Bekämpfung der Verdauungsstörungen allein ließe sich der jährliche Zuwachs an Volksvermögen um mindestens 50 Prozent erhöhen und der Lebensmittelbedarf um ebensoviel reduzieren.«

Sein letztes Werk, das wieder ausschließlich Gesundheitsfragen behandelte, veröffentlichte F. X. Mayr im Jahre 1949. »Wann ist unser Verdauungsapparat in Ordnung?« ist ein Buch, das sich unmittelbar an die Patienten wandte.

Wußten Sie schon? Alle Erwachsenen, ob groß, ob klein, haben gleich große Bäuche!

11

Auf diese Weise versuchte er, den Widerstand vieler Ärzte gegenüber seinen Lehren zu umgehen, indem er sich bei den notleidenden Menschen direkt Gehör verschaffte. Denn nach den Erfahrungen mit Tausenden von Patienten bestand für F. X. Mayr kein Zweifel an der Richtigkeit seiner Erkenntnisse.

F. X. Mayr war bis kurz vor seinem Tod bemüht, sein Werk einer wachsenden Zahl von Schülern, den sogenannten Mayr-Ärzten, zu übermitteln. Er starb am 21. September 1965 in seinem Geburtsort Gröbming mit 91 Jahren.

Autogenes Training befähigt Sie, bewußter mit Ihrem Körper umzugehen. Das gleiche Ziel verfolgen die F. X. Mayr-Kuren. Beide Vorgehensweisen ergänzen sich aufs schönste.

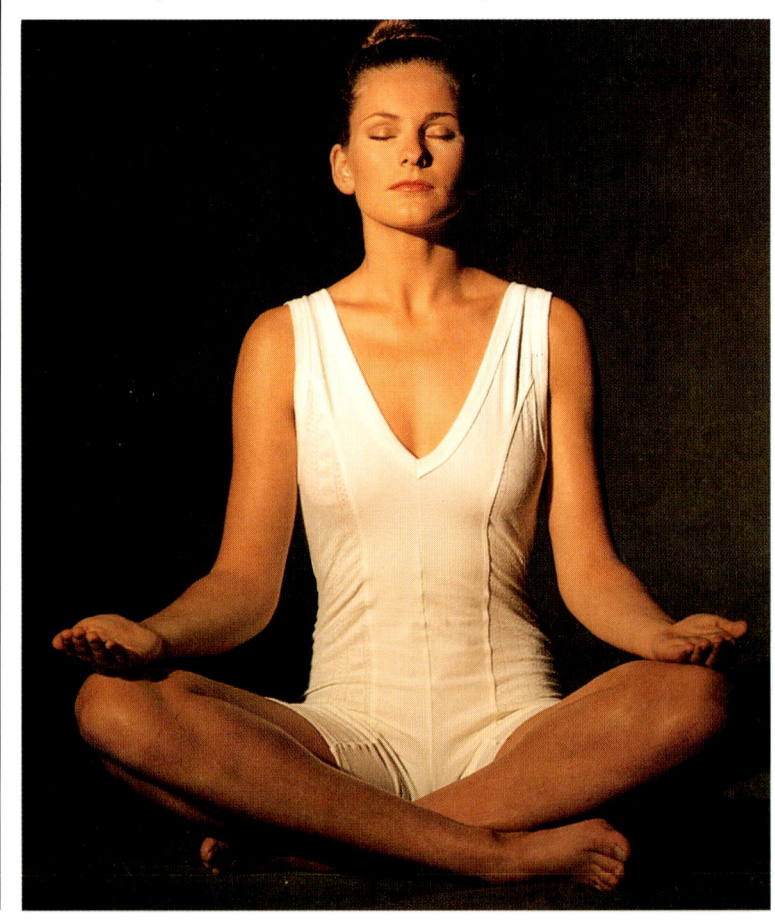

Das Verdauungssystem des Menschen

Wie die Verdauung funktioniert

Der Verdauungsapparat des Menschen besteht eigentlich nur aus einem langen, schlauchartigen Kanal mit folgenden Abschnitten: Mund, Rachen, Speiseröhre, Magen, Dünndarm, Dickdarm und After.

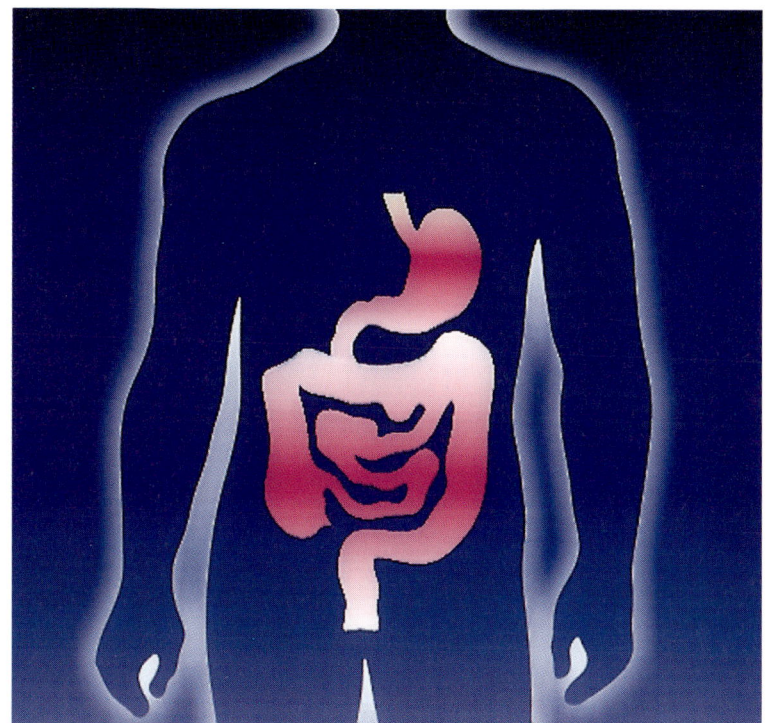

Beim Erwachsenen besitzt der Verdauungsapparat eine Gesamtlänge von neun Metern. Auf der Computergrafik ist der wichtigste Teil der Verdauung vom Magen bis zum Dickdarm deutlich hervorgehoben.

13

Im neun Meter langen Verdauungsapparat vom Mund bis zum After wird unsere Nahrung zerkleinert, chemisch umgewandelt und schließlich aufgesogen (resorbiert). Auf diese Weise versorgt sich der Körper mit Energie (Wärmeenergie, Bewegungsenergie) und den Stoffen, die für das Zellwachstum nötig sind (Wachstum und Regeneration).

Peristaltik

Die mechanische Aufarbeitung der Nahrung, ihre Zerkleinerung, Durchmischung und ihr Weitertransport, wird von Muskeln bewerkstelligt, die längs des gesamten Verdauungsapparates angebracht sind. Die wellenförmigen Muskelbewegungen des Magen-Darm-Trakts (und anderer Hohlorgane) nennt man Peristaltik.

Enzyme

**Peristaltik:
So nennt man
die wellenförmigen
Muskelbewegungen des
Magen-Darm-Traktes,
die die Nahrung
weiterbefördern.**

Die chemische Aufbereitung der Nahrung übernehmen Drüsenflüssigkeiten. Sie stammen aus den Speicheldrüsen im Mund, den unzähligen Drüsen der Magen- und Darmschleimhaut, der Bauchspeicheldrüse, der Leber beziehungsweise Gallenblase.

In den Drüsenflüssigkeiten sind Enzyme enthalten. Diese kompliziert gebauten Eiweißstoffe zerlegen die Hauptbestandteile unserer Nahrung – Kohlenhydrate (Stärke, Zucker), Fette und Eiweiße – in ihre Bausteine und machen sie verwertbar.

Aufgaben der Enzyme

- **Amylasen:**
  spalten
  Kohlenhydrate
  in Zucker

- **Lipasen:**
  spalten Fette in
  Glyzerin und
  Fettsäuren

- **Proteasen:**
  spalten
  Eiweiß in
  Aminosäuren

Nützliche Bakterien

Wichtig für die Zersetzung der Nahrung sind auch Bakterien, einzellige Kleinstlebewesen, die vor allem im unteren Teil des Dünndarms und im gesamten Dickdarm siedeln. Man schätzt, daß jeder Mensch über 350 Billionen (!) solcher Darmbakterien verfügt. Sie sind an der Zerkleinerung von hartfaseriger Pflanzenkost (Zellulose), an der Produktion bestimmter Vitamine und an der Abwehr von anderen, schädlichen Bakterien beteiligt. Ihre unvorstellbar große Zahl wird verständlich, wenn man sich vergegenwärtigt, daß ein Bakterium normalerweise nur ein tausendstel bis ein zehntausendstel Millimeter groß ist. Da aber allein die Oberfläche der Dünndarmschleimhaut etwa 200 Quadratmeter beträgt, also ungefähr die Ausmaße eines Tennisplatzes hat, sind eben entsprechend viele Bakterien notwendig. Die Darmschleimhaut ist nicht glatt, sondern gefurcht und gefaltet, wodurch diese große Oberfläche entsteht.

Darmzotten

Die Falten oder Ausstülpungen der Darmschleimhaut werden auch Darmzotten genannt. Diese nehmen die Bausteine der zersetzten Nahrung auf und führen sie dem Blut oder dem Lymphsystem zu. Außerdem verfügen die Darmzotten über Drüsen, die eine wenig bekannte, aber außerordentlich wichtige Funktion ausüben: Sie scheiden Stoffwechselabfälle aus, die sich im Körper gebildet haben. Denn viele Körperzellen erneuern sich regelmäßig alle ein bis drei Wochen einmal. Die dabei entstehenden Abfallstoffe werden über die Lymphflüssigkeit sowie das Blut abtransportiert und anschließend von den Ausscheidungsorganen – Nieren, Lunge, Haut und vor allem dem Darm – aus dem Körper geschafft. Somit leistet der Darm einen äußerst wichtigen Beitrag zur Entgiftung des gesamten Körpers und zur Blutreinigung.

**Wußten Sie schon?
200 Quadratmeter –
etwa so groß
wie ein Tennisplatz –
beträgt die
Schleimhautoberfläche
des menschlichen
Dünndarms.**

Stationen der Verdauung

1. Bereits im Mund beginnt die Verdauung. Dort wird die Nahrung zerkleinert und mit Speichel versetzt. Der Speichel beginnt, Stärke in ihre Bausteine, sogenannte Einfachzucker, zu zerlegen.

2. Der Speisebrei gelangt über die Speiseröhre in den Magen.

3. Die Magenmuskulatur vermischt den Brei mit Magensaft. Darin sind Pepsin und Salzsäure enthalten, die anfangen, die Eiweißstoffe aufzuspalten.

4. Je voller der Magen ist, desto schneller wird der Speisebrei über den Magenausgang, den Pförtner, in den Dünndarm weitergeleitet.
Wie lange der Magen gefüllt ist, hängt darüber hinaus von der Art der Speisen ab. Besonders fettreiche Kost kann über fünf Stunden im Magen »liegen« – es sei denn, er ist aufnahmebereit.

5. Im Zwölffingerdarm, dem obersten Abschnitt des Dünndarms, wird der Speisebrei mit Enzymen aus der Bauchspeicheldrüse durchmischt. Sie zersetzen die Stärke vollständig in Einfachzucker sowie die Eiweißstoffe in Aminosäuren und Peptide.
Gallensäure aus der Gallenblase hilft, Fette in Glyzerin und Fettsäuren zu zerlegen.

6. Im Dünndarm saugen die Darmzotten die zersetzten Nahrungsbestandteile auf (Resorption). Stärke und Eiweiß gelangen ins Blut, die Fettsäuren ins Lymphsystem. Nach sechs bis zehn Stunden hat der Nahrungsbrei in der Regel den Dünndarm passiert.

Schon im Mund beginnt die Verdauung durch Enzyme aus dem Speichel. Kauen Sie lange und gut — und genießen Sie Ihre Mahlzeit in Ruhe!

7. Das mit Nährstoffen angereicherte Blut gelangt in die Leber, wo die Nährstoffe weiter umgewandelt werden, beispielsweise die Aminosäuren in Eiweißstoffe des menschlichen Körpers.
Außerdem neutralisiert die Leber einen Teil der Giftstoffe, die bei der Verdauung entstehen (Fäulnisgifte), beziehungsweise diejenigen, die der Nahrung zugesetzt wurden (Alkohol, Umweltgifte).

8. Die bisher unverdauten Nahrungsbestandteile wandern vom Dünndarm weiter in den Dickdarm.
Hier vollenden vor allem Darmbakterien die Verdauungsarbeit. Außerdem wird dort dem Darminhalt Wasser entzogen.

9. Nach ungefähr 16 Stunden erreichen die unverdaulichen Nahrungsreste den absteigenden Dickdarm.
Anschließend gelangen sie in den Mastdarm, das Ende des Dickdarms, und werden 18 bis 24 Stunden nach der Nahrungsaufnahme ausgeschieden.

TIP:
Verdauung braucht Flüssigkeit.
Nehmen Sie täglich mindestens drei Liter Flüssigkeit zu sich!

Flüssigkeitshaushalt

Im Verlauf eines eintägigen Verdauungszyklus werden der aufgenommenen Nahrung folgende Flüssigkeitsmengen zugesetzt:

- Ein bis zwei Liter Mundspeichel
- Eineinhalb bis zwei Liter Magensaft
- Eineinhalb Liter Bauchspeichel
- Drei viertel Liter Gallenflüssigkeit
- Drei Liter Drüsenflüssigkeit der Darmschleimhaut.

Jeder Mensch braucht viel Flüssigkeit. Nehmen Sie täglich mindestens drei Liter Flüssigkeit zu sich!

Der überforderte Darm

Schlechte Eßgewohnheiten

Die einzelnen Verdauungsorgane erbringen ihren Beitrag zur gesamten Verdauung nicht unabhängig voneinander, sondern in einer äußerst fein aufeinander abgestimmten Weise. Sie sind in einem vielschichtigen Kreislaufgeschehen miteinander verbunden und von empfindlichen, wechselseitigen Austauschprozessen abhängig. Selbst mit modernsten Forschungsmethoden ist es immer noch nicht gelungen, alle biochemischen Vorgänge der Verdauung vollständig zu klären.

Es liegt auf der Hand, daß so ein komplexes Zusammenwirken wie das der Verdauungsorgane störanfällig ist. Eine der häufigsten Störungen, vielleicht die Zivilisationskrankheit Nummer eins, ist die Überforderung des Darms.

Vor allem F. X. Mayr ist es zu verdanken, daß dies überhaupt als ernstes Problem erkannt und erforscht wurde. Denn ein überforderter Darm weist zum Beispiel bei einer Röntgenuntersuchung keinen auffälligen Befund auf und wird daher meistens kaum beachtet.

Das persönliche Wohlbefinden eines Menschen mit einem überforderten Darm kann noch eine Zeitlang relativ gut sein. Es gibt aber eine Reihe von Anhaltspunkten, die aufzeigen, wann ein Mensch seinen Darm überfordert hat und Gefahr läuft, einmal daran zu erkranken.

Die einzelnen Vorgänge unserer Verdauung sind genau aufeinander abgestimmt. Durch schlechte Eßgewohnheiten bringen Sie dieses System aus dem Gleichgewicht.

Die vier Thesen von F. X. Mayr

- Wir essen zuviel.
- Wir essen zu schnell.
- Wir essen zu oft.
- Wir essen abends zuviel.

Nach F. X. Mayr sind an einer Darmüberforderung in erster Linie unsere schlechten Eßgewohnheiten schuld. Dazu stellte er die vier obengenannten Thesen auf.

Wir essen zuviel

Pro Mahlzeit muten wir unserem Verdauungsapparat mehr Nahrung zu, als er auf einmal verarbeiten kann.

Unser Magen verschafft sich Erleichterung, indem er nur unzureichend verdaute Nahrung vorzeitig an den Dünndarm weitergibt. So wird der Dünndarm von der schlecht aufbereiteten Nahrung überfordert und ebenfalls zu einer mangelhaften Leistung gezwungen.

Wir essen zu schnell

Die Schnellebigkeit unserer Zeit hat auch vor dem Essen nicht haltgemacht.

Nicht umsonst nennen wir heute so manche Gerichte Fast food – Schnellspeise. Hastig heruntergeschluckte Brocken sind zu hart, zu groß, zu heiß, zu kalt und mit zuwenig Speichel versetzt, dessen Enzyme die Kohlenhydrate vorverdauen sollten.

Außerdem merken wir beim Schlingen nicht, wann wir genug haben. Noch ehe ein Sättigungsgefühl eintreten kann, haben wir längst weitere Nahrung zu uns genommen. So bedingt das Schnellessen auch das Vielessen. Das rechtzeitige Sattsein bemerkt nur der langsame, genußvolle Esser.

Fast food mag zwar gut sein für den Hunger zwischendurch, für den Darm ist es jedoch meist viel zu schnell. Genießen Sie Ihr Essen in Ruhe!

Wir essen zu oft

Um ein dreigängiges Mittagessen zu verarbeiten, benötigt der Magen vier bis fünf Stunden, in Ausnahmen bis zu acht Stunden. Ehe aber der Magen die vorhergehende Mahlzeit nicht verarbeitet hat, sollten keine neuen Speisen zugeführt werden. Denn auch der Magen-Darm-Trakt braucht seine Erholungspausen, weil er sich nach getaner Arbeit einer Selbstreinigung unterzieht, die bei Füllung unmöglich wird.

Wir essen abends zuviel

Der Darm, der den ganzen Tag über voll beschäftigt war, ist wie der übrige Organismus abends müde – zu müde, um noch ein schweres Essen zu verarbeiten. Wer trotzdem zu später Stunde reichlich ißt, überfrachtet sein Verdauungssystem mit Nahrung, die über Nacht unverdaut bleibt und Fäulnis- und Gärungsprozessen unterliegt.

F. X. Mayr schrieb über diese Unsitte: »Menschen, die ihren Magen am Abend volladen, gleichen einem Lokomotivführer, der seine Lokomotive erst vollheizt und sie dann in den Schuppen stellt.«

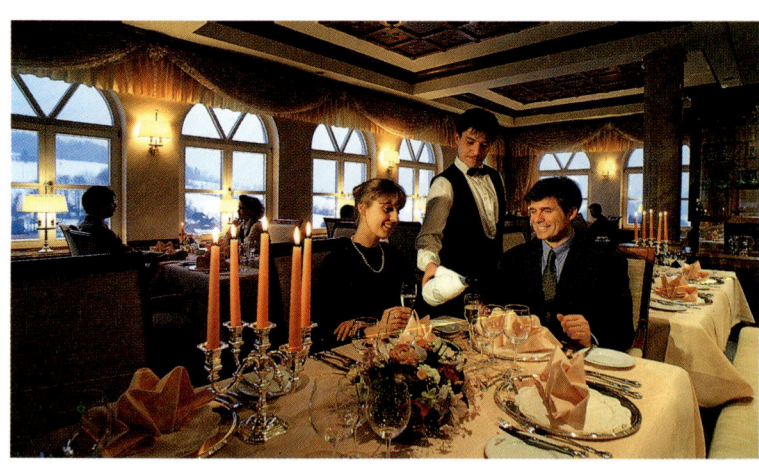

Um ein leckeres dreigängiges Menü zu verdauen, braucht Ihr Körper mindestens fünf bis sechs Stunden. Gönnen Sie Ihrem Körper diese Zeit – durch langsames und nicht zu spätes Essen.

Alles Übel wohnt im Darm

Der Satz »Alles Übel wohnt im Darm« stammt nicht etwa – wie man annehmen könnte – von F. X. Mayr, sondern vielmehr von dem griechischen Heilkundigen Hippokrates. Er war der Überzeugung, daß die Ursachen der meisten Krankheiten in einem geschädigten Verdauungsapparat oder bei schlechter Ernährung zu suchen sind. Was er vor fast 2500 Jahren noch nicht ahnen konnte, ist die Tatsache, daß diese Feststellung im besonderen Maß für die Menschen unserer Zeit gilt.

Zivilisationsprobleme und ihre Folgen

Wir verfügen heute über ein immens großes und reichhaltiges Angebot an Nahrungs- und Genußmitteln, von dem viele Menschen hemmungslos Gebrauch machen. Jeder Deutsche konsumiert pro Jahr – rein rechnerisch vom Säugling bis zum Greis – etwa 90 Kilogramm Fleisch, 170 Liter Alkohol, 90 Liter (meist gesüßte) Erfrischungsgetränke und zehn Liter Kaffee. Diese Mengen sind dem Verdauungsapparat der wenigsten Menschen zuträglich!

Wir bewegen uns wesentlich weniger als die Menschen früherer Jahrhunderte und müssen in Großstädten mit einer Atemluft auskommen, die häufig nur noch als Schadstoffgemisch bezeichnet werden kann. Außerdem entgeht niemand den giftigen Pflanzenschutz- und Schädlingsbekämpfungsmitteln (Pestizide), die Frischgemüse und Obst anhaften und leider zunehmend auch im Trinkwasser nachweisbar sind. Allergieauslösende chemische Zusatzstoffe wie Färbemittel und Konservierungsstoffe finden sich in vielen Süßwaren, Konserven und Fertiggerichten. Die Liste der chemischen Stoffe, die unseren Organismus heutzutage belasten, ließe sich fast beliebig fortsetzen.

Besonders in Großstädten sind wir täglich Unmengen von Giftstoffen ausgesetzt – nicht zuletzt über unsere Nahrung.

Der überforderte Darm verkrampft sich zuerst, dann schlafft er ab. Nahrungsreste können sich nun in Darmnischen festsetzen.

All das wirkt sich, neben den von F. X. Mayr beschriebenen Verhaltensfehlern beim Essen, schädlich auf das Verdauungssystem aus. Bei vielen Menschen wird der Magen-Darm-Trakt schlichtweg davon überfordert.

Wie dieser auf eine Überforderung reagiert, hängt vom Ausmaß und von der Dauer der Überforderung ab. Das erste Stadium läßt sich mit dem Wort Übererregung beschreiben. Die Darmwände krampfen sich zusammen und verengen den Durchgang im Darminneren. Der Weitertransport des Inhalts wird dadurch erschwert, und es kommt zu einer »Verschmutzung des Darms«, wie F. X. Mayr es nannte.

Schlechtverdaute Speisereste und giftige Kotablagerungen kleben sich in den Furchen und Falten der Darmwände fest und bilden zum Teil hartnäckige Rückstände.

Erschlaffte Darmwände

Hält die Überforderung an, geben die Darmwände ihren Widerstand in Form von Krämpfen auf und erschlaffen zunehmend. Da dadurch auch die Peristaltik geschwächt wird, bilden sich zusätzliche Ablagerungen an den Darmwänden.

Dies kann so weit gehen, daß die Darmschleimhaut rundherum mehr oder minder von Ablagerungen bedeckt wird, sich Entzündungen bilden und nur noch in der Mitte des Darmrohres ein Abtransport des Darminhalts erfolgt.

Ärzte, die die Mayr-Kur anwenden, wissen: Bei einer intensiv durchgeführten Darmreinigung zeigen sich Nahrungsreste (zum Beispiel Tomatenschalen, Weintraubenkerne) aus den Ablagerungen manchmal erst nach vielen Tagen oder gar Wochen im Stuhl. So lange sitzen sie fest, obwohl der übrige Darm längst entleert ist.

Kotsteine, Divertikel und Ptosen

Im schlimmsten Fall können die Darmablagerungen extrem verhärten und zu sogenannten Kotsteinen heranwachsen. Diese müssen dann, wenn selbst eine Mayr-Kur nicht mehr helfen sollte, operativ entfernt werden.

Andere bedenkliche Folgen eines erschlafften Darms können sogenannte Divertikel und Ptosen sein. Divertikel sind kleine Ausbuchtungen an der Außenseite des Darms, die durch den überhöhten Druck im Darminnern entstehen. Sie geben Fäulnisgasen, Speiseresten und Kotablagerungen zusätzlichen Raum und können in Ausnahmefällen sogar platzen.

Bei einer Ptose sacken die Gedärme kraft ihres übermäßigen Füllgewichts nach unten ab und behindern durch ihre Lageveränderung an den »Knickstellen« den Durchgang des Darminhalts. F. X. Mayr war der erste Mediziner, der den negativen Einfluß eines abgesenkten Dünndarms auf das Rückgrat, die Blase und den Unterleib erkannte.

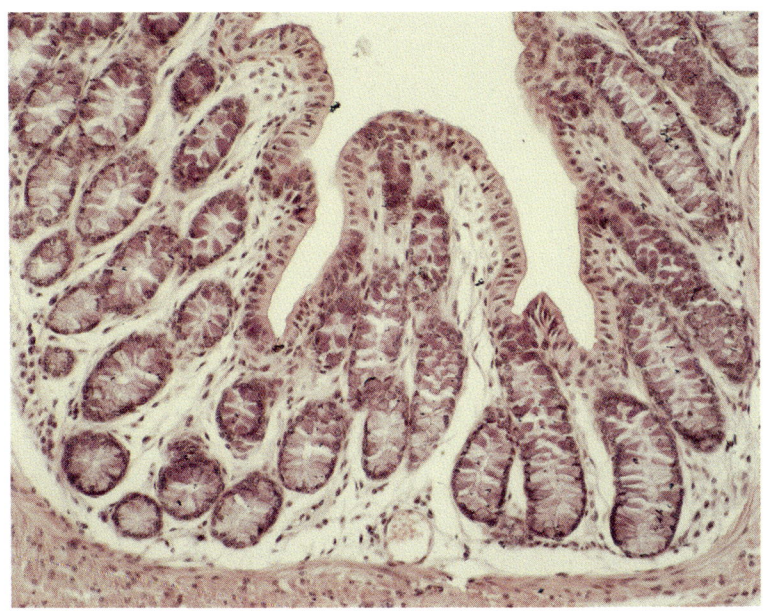

Durch ihre zahlreichen Falten und Zotten bildet die Darmschleimhaut ideale Nischen für Ablagerungen und Kotsteine (Lichtmikroskopaufnahme in 80facher Vergrößerung).

23

**Wenn Nahrungsreste
zu lange im Darm bleiben,
beginnen sie zu faulen,
zu schimmeln
und zu gären —
genau wie
verdorbene Lebensmittel.**

Kotablagerungen und schlechtverdaute Speisereste im überforderten Darm bewirken, daß die Zotten der Darmschleimhaut stellenweise regelrecht verkleben. Sie können dadurch weniger Verdauungssäfte an den Darminhalt abgeben und die zersetzten Nährstoffe aus dem Darminhalt schlechter aufnehmen.

Damit schließt sich der Teufelskreis: Unmäßige Nahrungsaufnahme und erhöhte Giftstoffzufuhr überfordern den Darm und führen zu einer schlechteren Versorgung des Körpers mit Nährstoffen. Dies wiederum kann das Bedürfnis wecken, vermehrt Nahrung aufzunehmen, um die Versorgungsmängel auszugleichen.

Die schleichende Selbstvergiftung

Wer verderbliche Nahrungsmittel zu lange aufbewahrt, sieht, wie sie verfaulen, schimmeln, zu gären anfangen und ungenießbar werden. Ähnliche Vorgänge spielen sich in einem überforderten Darm ab.

Ablagerungen zwischen den erschlafften Darmzotten beginnen ebenfalls zu faulen und zu gären. Vor allem eine veränderte Bakterienbesiedlung (Dysbakterie) in entzündeten Schleimhautbereichen des Darms trägt dazu bei.

Gärungs- und Verdauungsgifte

So entsteht eine Reihe von Gärungsgiften, vor allem Fuselalkohole wie Methanol, Propanol oder Butanol. F. X. Mayr meinte zu diesen Fuselalkoholen, daß »selbst der verkommenste Trinker sie mit Ekel und Abscheu von sich weisen würde« – ganz abgesehen davon, daß sie in trinkbaren Mengen tödlich sind!

In einem gesunden Darm entstehen ebenfalls Giftstoffe (Skatole, Phenole, Indole, Formaldehyd, Fuselalkohole usw.), aber in so geringen Mengen, daß sie ohne weiteres von der Leber und den anderen Entgiftungsorganen verarbeitet beziehungsweise ausgeschieden werden können.

Bei einem überforderten Darm hingegen kann es zu einer schleichenden Selbstvergiftung (intestinale Autointoxikation) des gesamten Körpers kommen. Die Leber ist dem übermäßigen Ansturm der Giftstoffe nicht mehr gewachsen und verteilt sie über das Blut auf den gesamten Organismus.

Erschwerend kommt hinzu, daß Gifte aus dem Zellstoffwechsel, die beim Darmgesunden von den Drüsen der Darmzotten ausgeschieden werden, ebenfalls im Körper bleiben beziehungsweise die anderen Entgiftungsorgane wie Nieren und Haut vermehrt belasten.

»In der Tat gibt es kein Organ, das durch eine Darmträgheit nicht ungünstig beeinflußt wird«, schrieb F. X. Mayr dazu.

Folgen der Selbstvergiftung

Die Folgen der schleichenden Selbstvergiftung aus dem Darm sind äußerst vielfältig und werden manchmal erst nach vielen Jahren erkannt. Als erstes verschlechtert sich das Allgemeinbefinden, die Menschen neigen dazu »herumzugiften« und fühlen sich abgespannt, depressiv oder gereizt.

Im weiteren Verlauf wird das Immunsystem des Körpers geschwächt und damit die Anfälligkeit gegenüber Infektionskrankheiten erhöht. Als Spätfolgen können die unterschiedlichsten Krankheiten auftreten, von denen man gemeinhin nicht annimmt, daß sie »nur« von einem überforderten Darm herrühren.

Giftstoffe im Darm können den gesamten Körper vergiften. Diese Autointoxikation (Selbstvergiftung) verursacht schlimme Krankheiten.

Wer braucht die F. X. Mayr-Kur?

Gesundheit = Schönheit + Leistungskraft + Lebensfreude

Jeder möchte gut aussehen, sich wohl fühlen, fit sein und mehr leisten können als bisher. Deshalb besuchen viele Menschen teure Fitneßstudios, Kosmetikinstitute oder gehen gar zum Schönheitschirurgen.

Wahre Schönheit kommt von innen

Wußten Sie schon? Der Mensch besteht aus 70 Billionen Zellen. Jede Zelle entstand aus umgewandelter Nahrung.

Schönheit, Jugendlichkeit und Lebensfreude kommen in erster Linie von innen. Jede der rund 70 Billionen Körperzellen, aus denen ein Mensch besteht, ist letztendlich nichts anderes als umgewandelte Nahrung. Nur wenn der Umwandlungsprozeß, die Verdauung, optimal funktioniert, kann der Körper auch ideal gestaltet sein.

F. X. Mayr setzte deshalb Schönheit gleich Gesundheit. Daß die Gesundheit das A und O der Leistungskraft und der Lebensfreude ist, weiß jeder von Kindesbeinen an.

Von den außerordentlich positiven Auswirkungen einer Mayr-Kur auf das allgemeine Wohlbefinden und das Aussehen kann man sich selbst überzeugen – und das für wenig Geld. Denn die gemäßigten, ambulanten Formen der Mayr-Kur – die Milch-Semmel-Kur und die Mini-Mayr-Kur – sind praktisch umsonst zu haben. Neben den Kosten für die Nahrungsmittel muß man nur die für eine unterstützende Bauchbehandlung (Massagen) aufbringen, da sie von den gesetzlichen Krankenkassen nicht übernommen werden.

Gesund oder scheingesund?

So mancher, der von einer Kur hört, denkt: »So etwas brauche ich nicht. Ich bin gesund!« Mit dieser Feststellung haben leider nur die wenigsten recht. Denn wirklich gesund sein oder sich nur gesund fühlen sind zweierlei Dinge. Lange bevor die meisten Krankheiten offen zutage treten und ernste Beschwerden spürbar werden, haben sich im Organismus »stille Schäden« gebildet.

Dies gilt in besonderem Maß bei einer Darmüberforderung. Davon Betroffene fühlen sich rundherum wohl, und auch ihre Laborwerte gelten als normal. Doch in Wahrheit sind sie nur noch scheingesund. Nach einiger Zeit, manchmal erst nach vielen Jahren, senden die »stillen Schäden« erste Alarmsignale: Sodbrennen, Schlafstörungen, Magenverstimmungen, leichte Verdauungsbeschwerden, Abgespanntheit, Nervosität, Übellaunigkeit. Die meisten Menschen behelfen sich dann mit oberflächlich wirkenden Medikamenten wie Abführmitteln, Schmerztabletten oder Beruhigungspillen. Sie ahnen nicht, daß ihre »stillen Schäden« auf dem besten Wege sind, echte Krankheiten zu werden.

Wenn man die »stillen Schäden« rechtzeitig beseitigt, bleibt einem vieles erspart. Das vorsorgliche Vorgehen ist eine der wichtigsten Aufgaben der F. X. Mayr-Kur.

Jedes Jahr Gesundheitscheck

Jeder Autobesitzer, so sagen Mayr-Ärzte gerne, läßt seinen Wagen einmal im Jahr »durchchecken«. Er fährt ihn zur Inspektion, wo das verbrauchte Altöl abgelassen wird und die verrußten Zündkerzen erneuert werden. Genauso sollten wir mit Hilfe der Mayr-Kur einmal jährlich unseren überforderten Darm von Schlacken und Giftstoffen sowie den daraus resultierenden »stillen Schäden« befreien.

Wie Ihr Auto, so sollte auch Ihr Körper einmal im Jahr »durchgecheckt« und »überholt« werden. Dazu zählt in erster Linie die Entschlackung des Darms.

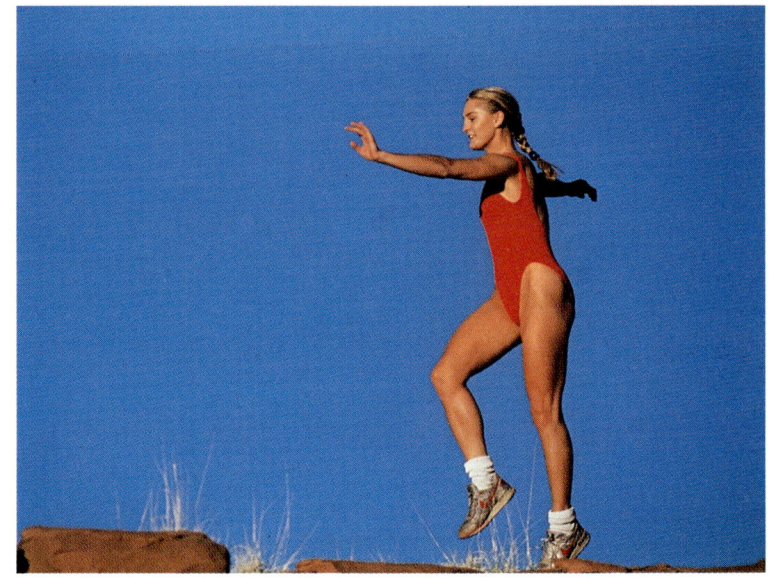

»Man ist immer so gesund, wie man sich fühlt!« – Dieses Sprichwort stimmt leider nicht immer. Eine Darmüberforderung bringt oft erst nach Jahren spürbare Schäden.

Zum Vielesser wird man gemacht

F. X. Mayr beschrieb eine ganze Reihe von Hinweisen, die auf »stille Schäden« im Verdauungstrakt hindeuten. Einer davon ist die Lust an der Völlerei. Häufig ist diese psychisch bedingt. Der maßlose Vielesser versucht seelische Defizite auszugleichen. In vielen Fällen ist die Völlerei aber auch auf eine geschädigte Schleimhaut im Magen-Darm-Bereich zurückzuführen.

Schon im Säuglingsalter setzt die Erziehung zum Vielesser ein. Mütter, die nicht stillen, greifen zum Fläschchen. Damit flößen sie ihrem Baby in der Regel zuviel Milch ein. Der empfindliche Verdauungstrakt des kleinen Körpers wird davon überschwemmt.

Auch beim Kleinkind wird die »Mästerei« fortgesetzt. In bester Absicht, etwas Gutes zu tun, füttern die Mütter ihre Kleinen über alle Maßen. »Noch ein Löffel für Omi, noch ein Löffel für Papi!« – so sollen die Kinder groß und stark werden.

Das alles hat zur Folge, daß das natürliche Gefühl fürs Sattsein, der sogenannte Sättigungsreflex, für immer gestört
wird. Magen- und Darmschleimhaut gewöhnen sich an das
Übermaß und stumpfen ab. Sie reagieren mit den Jahren nur
noch auf besonders reizintensive Kost wie starke Gewürze,
viel rohes Obst, reichlich Fleisch, Süßigkeiten, Alkohol, Kaffee – und das in gewaltigen Mengen!

Manch einem, der zur Völlerei erzogen wurde, sagt der
Volksmund nach, er habe einen »Saumagen« und vertrage
alles. In Wahrheit ist sein Verdauungssystem bedenklich an-
gegriffen. Es ist nicht mehr in der Lage, die zugeführten
Speisen vollständig zu verdauen. Die dadurch auftretenden
Versorgungsmängel erzeugen die ständige Lust am Essen.

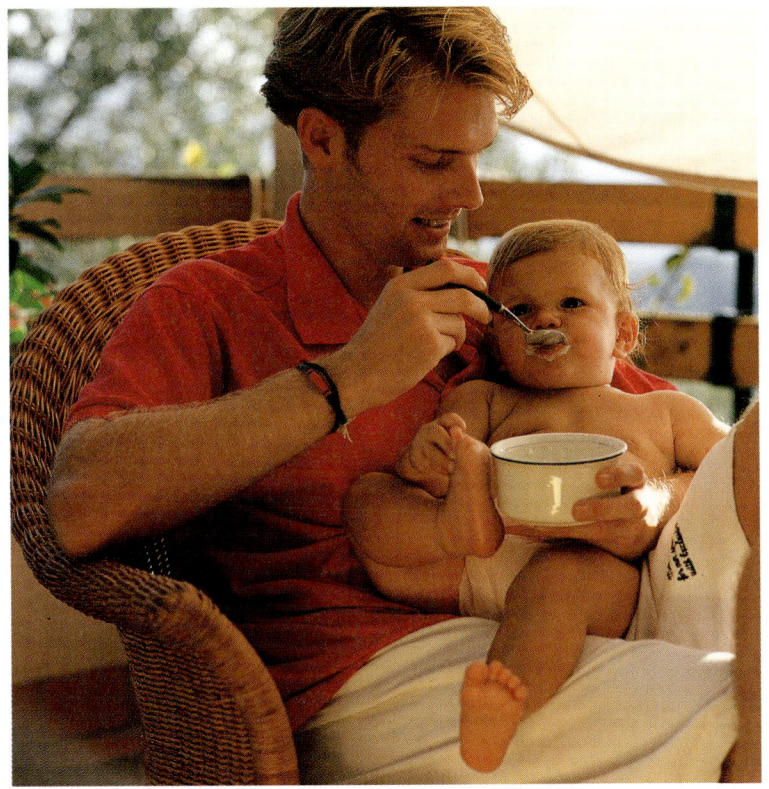

*Zum »Fresser«
wird man nicht geboren,
sondern erzogen!
Versuchen Sie deshalb, nicht
jedes Bedürfnis Ihres Kindes
durch Füttern zu stillen.*

Hautprobleme und Schweißausbrüche

Die gesunde Haut ist bei weißen Menschen immer rosig. Sie »erscheint dem Auge sammetartig glatt, glänzend und rein«, schrieb F. X. Mayr. Abweichungen davon sind häufig auf Verdauungsstörungen zurückzuführen, oder sie sind in Verbindung damit entstanden.

Einige der Abweichungen der Haut sind:
- Blasse und fahle Haut
- Bläuliche oder gelbliche Haut
- Braune Flecken um die Augen
- Rote Nase (wie »Schnapsnase«)
- Leberflecken, Altersflecken
- Verunreinigungen der Haut (Mitesser, Pickel, Furunkel)
- Braune Druckstellen (zum Beispiel am Hosenbund oder Kragen)
- Faltenbildung (auch am Rücken)
- Trockene, rissige Haut
- Aufgequollene Haut mit Dellen und Grübchen
- Dermographismus (leichtes Kratzen mit dem Fingernagel über die Haut hinterläßt blasse oder rote Schriftspur).

Die Haut ist ein Organ, das häufig als dritte Niere bezeichnet wird. Die Schweißdrüsen der Haut leisten nämlich einen wichtigen Beitrag zur Entgiftung des Körpers. Häufige Schweißausbrüche und vor allem übelriechender Schweiß deuten auf einen erhöhten Giftstoffgehalt des Blutes hin, der von einer Darmüberforderung oder von ernsteren Verdauungsstörungen verursacht worden sein kann. Die mit dem Schweiß ausgeschiedenen Gifte können so intensiv sein, daß sich davon die Wäsche bräunlich oder bläulich verfärbt. Die Haut übermäßig schwitzender Menschen weist an den Reibeflächen zwischen den Schenkeln oder Pobacken oder unter den Achseln oft gerötete, entzündliche Veränderungen auf.

Häufige starke Schweißausbrüche können auch Anzeichen für ernste Erkrankungen sein wie Lungenentzündung, Tuberkulose, Malaria oder Leukämie.

Stuhlbeschaffenheit

Normaler Stuhl ist teigig, wurstförmig, hell- bis dunkelbraun und nur schwach riechend. Er kann auf einmal oder mit einem »Nachtrag«, der etwas dünner und glatter ist, abgesetzt werden. Stuhlgang sollte einmal täglich erfolgen.

Auch wenn der Stuhlbefund in Ordnung ist, heißt das nicht unbedingt, daß das gesamte Verdauungssystem gesund ist. Manchmal wird die mangelhafte Leistung einiger Darmbereiche vom übrigen Verdauungsapparat wieder wettgemacht. Bei anormalem Stuhl hingegen liegen immer Störungen vor. In der Regel handelt es sich dabei um Reizzustände im Darm, Gärungsprozesse oder Durchlaufbehinderungen.

Anormaler Stuhl ist:
- Breiig
- Dünnflüssig (Durchfall)
- Hart (Verstopfung)
- Kleinknollig (wie Schafkot)
- Ballenförmig
- Stengeldünn
- Zerfranst
- Mit (sonst verdaulichen) Nahrungsresten durchsetzt
- Mit Bläschen durchsetzt.

Beim Stuhlgang dürfte es nach F. X. Mayr zu keinerlei Verschmutzung des Afters kommen: »Der normale Kot ist von einer sehr dünnen Schleimschicht eingescheidet, berührt daher beim Durchtritt durch den After diesen und seine Umgebung nicht direkt und beschmutzt ihn daher auch nicht.« Somit müßte »beim darmgesunden Menschen schon das erste Blatt Toilettenpapier vollkommen rein bleiben«. Die entgegengesetzte Erfahrung der meisten Menschen zeigt, daß sie an einer Entzündung der Darmschleimhäute (»Darmkatarrh«) leiden, ohne sich dessen bewußt zu sein.

F. X. Mayr:
»Beim darmgesunden Menschen müßte schon das erste Blatt Toilettenpapier vollkommen rein bleiben.« Leider machen die meisten gegenteilige Erfahrungen.

Gesunder Bauch – kranker Bauch

Fast jeder vergrößerte Bauch zeugt von Störungen im Verdauungssystem. Wer sich vor den Spiegel stellt, kann somit leicht erkennen, wie es um seine Verdauungsgesundheit bestellt ist.

Wenn der Darm überfordert ist, können sich in ihm vermehrt schlechtverdaute Speisereste und Kotablagerungen ansammeln beziehungsweise sich Fäulnisgase bilden. Die Ablagerungen und Gase benötigen gegenüber einer normalen Darmfüllung wesentlich mehr Platz und weiten den Darm aus. Wird die Überlastung des Darmes chronisch, nimmt der Umfang des Bauches zu und zeigt eine mehr oder minder starke Hervorwölbung. Welches Erscheinungsbild der dicke Bauch im Einzelfall aufweist, hängt von den Ursachen der Volumenzunahme ab.

Dicker Bauch ist nicht dicker Bauch. Die Formen sind unterschiedlich, die Ursachen ebenso. Gemeinsam ist ihnen jedoch die Verdauungsstörung.

Verschiedene Bauchformen

Die wichtigsten der von F. X. Mayr beschriebenen Bauchformen:

- Der normale, gesunde Bauch
- Der Gasbauch
- Der Hängebauch
- Der Spitzbauch
- Der Fettbauch
- Mischformen

Der normale, gesunde Bauch

Ein gesunder Bauch fühlt sich weich an. Drückt man ihn an einer beliebigen Stelle ein, so reagiert die Bauchmuskulatur nicht mit einer Abwehrspannung oder Verhärtung. Tut sie es dennoch, dann sind die Därme entzündet. Je stärker die Abwehrspannung ist, desto ernster ist die Entzündung bis hin zu lebensbedrohlichen Formen (zum Beispiel akute Blinddarmentzündung).

Welche Merkmale weist ein gesunder Bauch auf (von vorne betrachtet)?

- Er ist symmetrisch, also links wie rechts gleich geformt.

- In der Bauchmitte verläuft eine rinnenförmige Vertiefung, die sogenannte Medianrille. Sie reicht vom Nabel bis zum Brustbein hoch. Deutlich erkennbar ist eine weitere Vertiefung,

die U–Delle. Sie hat diesen Namen, weil sie wie ein großes U aussieht.

- Der untere Bogen des U endet über dem Schamhügel. Die oberen Teile des U befinden sich links und rechts vom Bauchnabel, etwa auf der halben Strecke

zwischen dem Nabel und den Körperseiten in Taillenhöhe.

- Von der Seite betrachtet, weist ein gesunder Bauch nur in Nabelhöhe eine leichte Vorwölbung auf. Die untere Einbuchtung der U–Delle sieht man ebenfalls von der Seite.

Der Gasbauch

Wie der Name schon sagt, entsteht ein Gasbauch durch vermehrte Bildung von Darmgasen (Blähungen). Schlechtverdauter Nahrungsbrei und Flüssigkeitsablagerungen in einem erschlafften Darm, vor allem im Dünndarm, unterliegen starken Gärungsprozessen. Die dabei entstehenden Fäulnisgase blähen den Darm auf und führen zu einer Vorwölbung des Bauches. Die Vorwölbung zeigt sich anfangs besonders oberhalb des Nabels, da die Gase, die leichter als Luft sind, nach oben drücken.

»Daß es sich um Gase im Leib handelt«, schrieb F. X. Mayr, »läßt sich leicht durch Beklopfen des Leibes feststellen; der Leib klingt hohl wie ein leeres, das heißt mit Luft gefülltes Faß.«

Ein großer, kugelförmiger Gasbauch von ballonartigen Ausmaßen bildet sich natürlich nicht über Nacht. Erst mit den Jahren wird aus einem noch wenig auffälligen Anfangsstadium ein eiförmiger und schließlich ein kugelförmiger Gasbauch.

Ein Gasbauch klingt hohl wie ein leeres Faß. Durch Mayr-Kuren bekommen Sie die ganze Luft wieder heraus.

Der Hängebauch

Der Hängebauch wird auch schlaffer Kotbauch genannt. Er entsteht durch die vermehrte Ansammlung von Kotresten in den Därmen. Als Ursache dafür nannte F. X. Mayr die »Trägheit der Darmmuskeln«. Sie bewirkt, daß »immer nur der zentralgelegene Inhalt des Darmes fortgeschafft wird«.
Das Gewicht der Ablagerungen zieht den Bauch nach unten, und es entsteht die sackartige Hängeform. In schweren Fällen kann so ein Hängebauch sogar über den Schambereich lappen.

Der Spitzbauch

Der Spitzbauch ist ebenfalls ein Kotbauch, das heißt ein mit Kotresten überfüllter Bauch. Doch im Unterschied zum Hängebauch haben sich beim Spitzbauch durch den mangelhaften Kottransport Entzündungen im Darm gebildet.
Verantwortlich dafür sind Giftstoffe, die in den Kotablagerungen der Darmschlingen entstehen. Die Entzündungen bewirken, daß sich der Darm krampfartig zusammenzieht und das Gekröse (Darmaufhängung in der Rückseite des Bauchraumes) anschwillt.

Auf die Dauer entsteht so in der Nabelgegend ein spitz hervortretender Bauch. Er ist verhärtet und reagiert empfindlich auf Druck von außen. Gelegentlich treten auch Rückenschmerzen im Bereich der Lendenwirbelsäule auf.

Der Fettbauch

Viele Menschen glauben, ein dicker Bauch bestehe ausschließlich aus Fett. Doch das ist falsch. Ein reiner Fettbauch ist fast so selten wie ein vierblättriges Kleeblatt. F. X. Mayr meinte dazu, »daß Fettsucht für sich allein nie, auch nur

Mit Kotsteinen im Darm kann die Muskulatur den Bauch nicht mehr oben halten: Der Patient bekommt einen Hängebauch.

annähernd, eine solche Vorwölbung des Bauches hervorrufen kann« wie die oben beschriebenen Ursachen. Die Möglichkeiten der Fettablagerung in der Bauchhöhle sind nämlich gering – etwa im Gekröse oder unter dem Bauchfell. Allenfalls in der Haut des Bauches, und da vor allem im Bereich des Nabels, können sich Fettpolster bilden.

Man erkennt den Fettbauch an dem tief eingelagerten Nabel. Nur in Ausnahmefällen werden die Fettpolster so massig, daß sie nach unten absacken und sich als »Speckfalte« über den Schamhügel wölben. Aber selbst dann bleiben die Ausmaße eines Fettbauchs weit hinter denen eines Gas- oder Hängebauches zurück.

Die Ursachen des Fettbauchs sind vielfältig. Abgesehen von falscher Ernährung und Bewegungsmangel ist er aber immer auch auf Stoffwechselstörungen im Verdauungsbereich zurückzuführen.

Mischformen

Die bisher dargestellten Formentypen bei Bäuchen sind gewissermaßen Idealtypen.
Selbstverständlich gibt es viele Übergangsformen und Mischformen. Besonders der Fettbauch ist meist mit einer anderen Bauchform, etwa einem Spitz- oder Hängebauch, kombiniert.

Häufig tritt auch die Kombination zwischen einem Gas- und einem Kotbauch auf.

Man spricht dann von einem Gas-Spitzbauch oder einem Gas-Hängebauch, wobei der Gas-Hängebauch zu den unansehnlichsten Bauchformen gehört, da er gleichzeitig nach vorne und nach unten stark ausgeweitet ist.

Ob Gas-, Hänge-, Spitz- oder Fettbauch: All diese Formen sind auf den gereizten Darm zurückzuführen.

Haltungsschäden

Die Gründe für einen größer werdenden Bauch sind Kot und Speisereste beziehungsweise Fäulnisgase in dem überforderten Darm. Um Platz zu schaffen, dehnt sich die Bauchhöhle nach oben und unten aus. Man spricht dann von einer Bauchhöhlenstreckung.

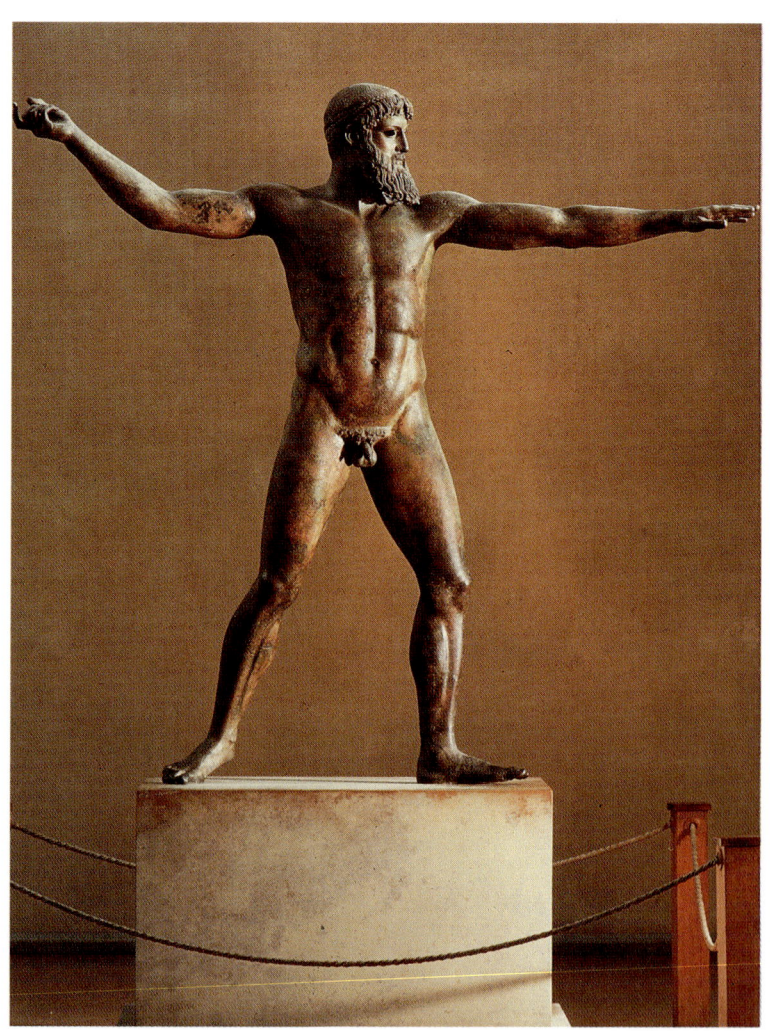

Nicht jeder kann einen Körper wie eine griechische Statue haben. Trotzdem sollten Sie rechtzeitig auf eine gesunde Körperhaltung achten, bevor bleibende Schäden entstehen.

Als Folge der Bauchhöhlenstreckung kommt es zu einer Verbiegung der Lendenwirbelsäule, einer Beckenkippung und einer Brustkorberweiterung.

Das bedeutet aber, daß sich die gesamten statischen Verhältnisse im Körper ändern. Der Körper ist gezwungen, ausgleichende Haltungskorrekturen vorzunehmen, um nach wie vor richtig stehen zu können.

Hinzu kommt, daß die abnormen Verhältnisse im Darm den Körper zu Schutz- und Abwehrhaltungen zwingen, um beispielsweise den Druck auf die entzündeten Darmbereiche zu verringern.

Welche Haltungsänderungen das im einzelnen sind, hängt vor allem von der Muskelkraft, der Gesamtkonstitution und der Form des Bauches ab.

Kot, Speisereste beziehungsweise Fäulnisgase im überforderten Darm sind für den größer werdenden Bauch verantwortlich.

Haltungsänderungen

Haltungsänderungen, die durch einen überforderten Darm auftreten:

- Die Habachthaltung
- Die Anlaufhaltung
- Die Fragezeichenhaltung
- Die Entenhaltung
- Die Sämannshaltung
- Der Großtrommelträger

Die Habachthaltung

Mit der Habachthaltung, der Haltung eines strammstehenden Soldaten, reagieren vor allem kräftige Menschen auf eine Bauchraumstreckung.

F. X. Mayr beschrieb diese Haltung mit den Worten: »Der Kopf ist erhoben, die Brustwirbelsäule gestreckt, ... der Brustkorb stärker gewölbt.« Was gemeinhin als »zackige« Haltung gilt, ist in Wahrheit nichts anderes als eine Ausgleichsmaßnahme des Körpers, um seine Statik aufrechtzuerhalten.

Infolge der
Bauchhöhlenstreckung
ist der Körper
zu ausgleichenden
Haltungskorrekturen
gezwungen.

Die Anlaufhaltung

Die Bezeichnung »Anlaufhaltung« fand F. X. Mayr, weil ein Mensch in dieser Haltung so aussieht, als ob er sich »zu einem Lauf anschickt«. Diese Haltung nehmen verdauungsgestörte Menschen ein, die über eine kräftige Bauchdecke, aber ansonsten schwächliche Muskulatur verfügen.

Die Fragezeichenhaltung

Bei dieser Haltung hat die Wirbelsäule die Form eines Fragezeichens angenommen, um die Körperstatik bei vermehrtem Darminhalt nach wie vor zu gewährleisten. F. X. Mayr schrieb diese Haltung vor allem Jugendlichen »mit schwacher oder verfetteter Muskulatur« zu.

Die Entenhaltung

Hier verschaffen eine Hohlkreuzbildung und das weit nach hinten gedrückte Gesäß dem erweiterten Bauchraum Platz, dem erhöhten Druck im Darm Entlastung und dem Körper Standvermögen. Die Entenhaltung ist typisch für verdauungsgestörte Frauen (scherzhaft Entendamen genannt).

Die Sämannshaltung

F. X. Mayr prägte die Bezeichnung »Sämannshaltung«, weil die Silhouette eines Menschen in dieser Haltung wie die Silhouette eines Sämanns aussieht, der sich ein volles Saattuch um den Leib gewunden hat.
Das Besondere an dieser Haltung ist, daß hier der überlastete Darm keine wesentliche Bauchraumstreckung bewirkt hat, sondern direkt eine Vorwölbung des Bauches hervorrief. Als Gegengewicht mußte sich bei muskelschwachen Individuen der Oberkörper zurückneigen.

Der Großtrommelträger

Der Großtrommelträger sieht von der Seite fast wie ein marschierender Musikant aus, der eine große Trommel trägt. Merkmale dieser Haltung sind: der verkürzte Hals (Stiernackigkeit), Fettpolster im Nacken und geschwollene Halsvenen, da der Blutrückfluß aus dem Kopf vom überhöhten Druck im Bauch- und Brustraum behindert wird.

Haltungsänderungen und ihre Ursachen	
BESCHREIBUNG	URSACHE
Habachthaltung	Beginnender Gasbauch
Anlaufhaltung	Entzündlicher Spitzbauch
Fragezeichenhaltung	Beginnender Hängebauch
Entenhaltung	Gas-Hänge- oder Gas-Spitzbauch
Sämannshaltung	Ausgeprägter Hängebauch
Großtrommelträger	Hochgradiger Gas- (Hänge-) Bauch

Die Mayr-Kur im Krankheitsfall

Mit der Mayr-Kur läßt sich das Wohlbefinden von Gesunden erheblich steigern und eine wirksame Gesundheitsvorsorge bei Scheingesunden durchführen, welche noch keine ernsten Beschwerden haben.

Doch darüber hinaus können mit der Mayr-Kur auch erkrankte Menschen behandelt werden, sofern ihr Zustand nicht unheilbar ist.

Eine wirksame Therapie stellt die Mayr-Kur vor allem bei solchen Krankheiten dar, die auf Selbstvergiftungsprozessen (Autointoxikation) beruhen, die ein überforderter oder geschädigter Darm im Körper auslösen kann wie beispielsweise Furunkel, Gicht oder Ischias.

Die Mayr-Kur steigert das Wohlbefinden von Gesunden erheblich; zudem können mit ihr kranke Menschen behandelt werden, wenn ihr Zustand nicht unheilbar ist.

Die Mayr-Kur kann auch bei schweren Krankheiten wie Rheuma oder Herz-Kreislauf-Erkrankungen helfen. Holen Sie sich hier vorher unbedingt den Rat Ihres Arztes!

Bei einer Reihe von Krankheiten wie etwa chronischer Stuhlverstopfung bewirkt die Mayr-Kur häufig eine vollständige Heilung. Bei anderen Krankheiten wie Gelenkrheumatismus kann die Mayr-Kur durch ihre entschlackende Wirkung und die erzielte Gewichtsabnahme die Beschwerden meist erheblich lindern oder wie bei Herz-Kreislauf-Erkrankungen unterstützend neben anderen Behandlungsmethoden eingreifen.

Ob ein erkrankter Mensch eine Mayr-Kur machen soll oder nicht, kann letztendlich nur der behandelnde Arzt klären. Es ist im Krankheitsfall dringend davon abzuraten, ohne ärztlichen Rat und auf eigene Faust eine Mayr-Kur durchzuführen!

Wer darf die Mayr-Kur nicht machen?

Die Mayr-Kur ist wie andere Fastenkuren nicht geeignet für Menschen, die an folgenden Krankheiten leiden:
- Krebs
- Überfunktion der Schilddrüse
- Magengeschwür
- Starke Herzbeschwerden
- Labiler Kreislauf
- Unterernährung
- Erschöpfungszustände
- Starke Depressionen.

Auch wer sich in der Regenerationsphase nach schweren Krankheiten, Operationen oder Unfällen befindet, sollte so lange auf das Fasten verzichten, bis er wieder ganz gesund ist. Ratsam ist auch, daß Sie sich zur Fastenkur nicht überreden lassen.

Fasten fällt nur leicht, wenn Sie sich ganz und gar freiwillig dazu entschlossen haben.

Anwendungsgebiete der Mayr-Kur

Beschwerden, die durch die Mayr-Kur gelindert oder beseitigt werden können.

(Bei ernsteren oder chronischen Beschwerden unbedingt ärztlichen Rat einholen!)

- Verstopfung, Blähungen, Durchfall, Völlegefühl, Sodbrennen
- Fettleibigkeit
- Entzündungen der Magenschleimhaut, des Zwölffinger-, Dünn- oder Dickdarms, der Leber oder Galle
- Allgemeine Herz-Kreislaufbeschwerden (Verkalkung)
- Nierenleiden und Blasenerkrankungen
- Muskelrheumatismus, Rückenschmerzen
- Gelenkentzündung (Arthritis)
- Gicht
- Allergien
- Ischias

- Haltungsschäden
- Kopfschmerzen, auch Migräne
- Depressive Verstimmungen
- Hautprobleme wie Verfärbungen, Furunkel, Pickel, innerlich bedingte Ekzeme, übler Schweiß-geruch, Nesselausschlag, Schwellungen
- Verklebte Augen, Gerstenkörner, Bindehautentzündung
- Zu Blutungen neigende Hämorrhoiden
- Frauenleiden wie schmerzhafte, stark riechende, lang anhaltende Blutungen, Scheidenausfluß
- Unfruchtbarkeit der Frau
- Erhöhte Anfälligkeit für Erkältungen und Infektionen, Frieren
- Konzentrationsstörungen, Vergeßlichkeit
- Gereiztheit, Übellaunigkeit

Nicht nur bei Magen- oder Darmerkrankungen hilft die Mayr-Kur, wie nebenstehende Auflistung zeigt.

Die F. X. Mayr-Kuren

Formen und Anwendung der Mayr-Kuren

»Mayr-Kur« ist ein Sammelbegriff für drei verschiedene Mayr-Kuren. Alle drei dienen der Sanierung des kranken und der Entlastung des überforderten Darms. Der Darm reinigt und regeneriert sich während einer solchen Kur, wovon der gesamte Organismus profitiert.

F. X. Mayr schrieb, als er sich selbst einer 14tägigen Fastenkur unterzog, bei der er nur Brunnenwasser zu sich nahm: »Eine Fastenkur ist keine Hungerkur, sondern eine Rastkur für den Darm.« Insbesondere wies er darauf hin: »Man wird nicht von Tag zu Tag hungriger, wenn man nichts ißt, und schließlich wahnsinnig vor Hunger, zu einem Kannibalen, außer man suggeriert sich solches. Wahr ist, daß man die ersten drei bis fünf Tage zur Zeit der üblichen Mahlzeiten etwas Hunger verspürt, aber gewiß keinen rasenden Hunger.«

Welche Mayr-Kur für welche Beschwerden geeignet ist, sollte am besten ein speziell ausgebildeter Mayr-Arzt, ihr Hausarzt oder ein Heilpraktiker entscheiden, der sie dann auch während der Kur begleitet und berät. Wenn Sie keine Beschwerden haben, aber mit der Mayr-Kur ganz allgemein etwas für Ihre Gesundheit tun wollen, dann wählen Sie am besten die klassische Mayr-Kur, die Milch-Semmel-Kur. Näheres erfahren Sie in den folgenden Kapiteln.

Die Mayr-Kur dient der Regenerierung und Reinigung des Darms von Giftstoffen, die sich Tag für Tag in ihm ansammeln.

Die drei Mayr-Kuren

- Die Heil- und Teefastenkur

- Die Milch-Semmel-Kur oder Milchdiätkur

- Die milde Ableitungsdiät, auch als Mini-Mayr-Kur bekannt

Die erste Mayr-Kur ist eine reine Heil- und Teefastenkur, der man sich am besten in einem geeigneten Kurbetrieb unterzieht. Dort ist man in der Gesellschaft Gleichgesinnter und kann sein Augenmerk ausschließlich auf den Körper lenken. Wer diese Mayr-Kur trotzdem zu Hause durchführen will, sollte es im Urlaub tun und nicht während des normalen Arbeitsalltags. Das strenge Teefasten zu Hause sollte nicht länger als einige Tage dauern. Im Kurbetrieb ist eine Fastenkur bis zu vier Wochen möglich.

Die zweite Kurform ist als die Milch-Semmel-Kur oder Milchdiätkur bekannt geworden. Sie gilt als die eigentliche Mayr-Kur. Bei dieser Kur nimmt der Kurende nicht nur flüssige, sondern auch feste Nahrung – eben Semmeln – zu sich. Die Milch-Semmel-Kur gilt als gemäßigte Fastenkur oder intensive Schondiät.

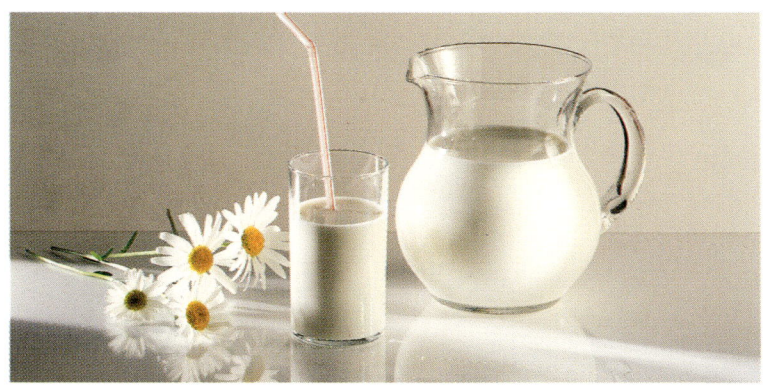

Die Milch macht's: Nicht umsonst gilt die Milch als zentraler Nahrungsbestandteil der klassischen Mayr-Kur. Sie enthält die wichtigsten Nährstoffe und ist ein gutes Entgiftungsmittel.

43

Die dritte Form der Mayr-Kur ist die milde Ableitungsdiät oder Mini-Mayr-Kur.

Sie stammt nicht von Dr. Mayr selbst, sondern von dem bekanntesten Mayr-Schüler, Dr. Erich Rauch, und stellt eine milde Heilkost dar, die zwischen der Milch-Semmel-Diät und normaler Vollwertkost anzusiedeln ist. Die beiden letzten Kurformen eignen sich für fast alle Menschen. Sie sind auch durchführbar, während sie sich im normalen Berufsalltag befinden. Wer von sich aus fasten will, wird es ohne Probleme jederzeit durchhalten; wer allerdings (vom Arzt verordnet) fasten muß, ist vielleicht in einer Kuranstalt besser aufgehoben.

Es kommt auf Ihre persönliche Einstellung an

Wenn Sie den Entschluß zu fasten einmal getroffen haben, sollten Sie sich während der Fastenkur nicht verleiten lassen, sie vorzeitig abzubrechen – auch nicht von Arbeitskollegen, die in der Kaffeepause Kuchen essen.

Wie bei anderen Kurformen ist es vorteilhafter, wenn Sie sich für die Dauer der Kur Urlaub nehmen. Sie unterliegen dann keinen Verpflichtungen und können den Bedürfnissen des Körpers nach Ruhe und Schlaf ungehindert nachgeben. Das ist besonders wichtig an den sogenannten Krisentagen.

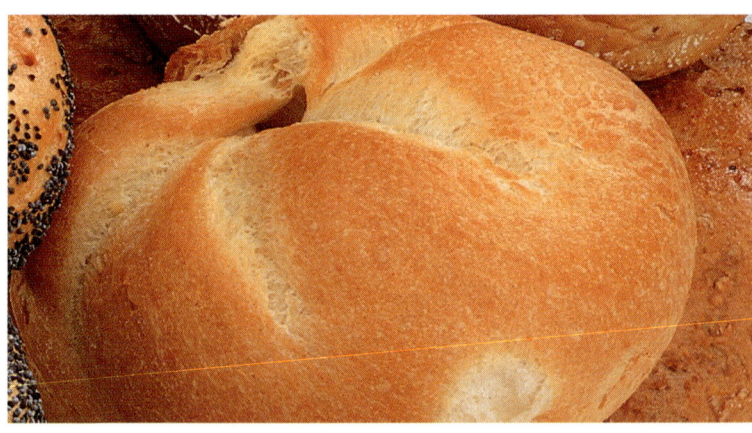

Die Semmel dient bei der Mayr-Kur als »Kautrainer«. An ihr lernen Sie wieder, wie man richtig ißt, sprich gut kaut.

Die Mayr-Kur I: Das Heil- und Teefasten

Der Nutzen von Heil- und Teefasten

Bei dieser strengsten Form der Mayr-Kur nehmen Sie während der Fastenzeit keinerlei feste, sondern nur flüssige Nahrung in Form von Kräutertees, Mineralwasser und Gemüsebrühe zu sich. So kann sich der gesamte Verdauungsapparat erholen, und der Körper wird von Stoffwechselrückständen gereinigt.

Das Heil- und Teefasten ist eigentlich schon eine Kur für sich. Nach nur wenigen Tagen Teefasten kann dann mit der Milch-Semmel-Kur begonnen werden.

Das Teefasten gilt als Therapie bei vielen Verdauungsstörungen und anderen Beschwerden. Bei ernsteren Erkrankungen muß aber in jedem Fall vom behandelnden Arzt ein Behandlungsplan aufgestellt werden.

Radikale Entgiftung

Während der Fastenzeit ruht der Darm, und rückständige Darmablagerungen können aufgelöst werden. »Aufgewirbelte« Darmgifte gelangen ins Blut und anschließend in die Leber. Diese arbeitet während des Fastens besonders intensiv, um den fastenbedingten Giftabbau im Körper zu bewerkstel-

Das Heil- und Teefasten dient der Reinigung und Erholung des Darmes und damit der Regeneration Ihres gesamten Körpers.

Während des Fastens kommt es meist zu einem unangenehmen Körpergeruch und einer belegten Zunge. Dies liegt an den Giftstoffen, Schlacken und Säuren, die der Körper während dieser Zeit ausscheidet.

ligen. Auch Schlacken und Säuren aus den Fett- und Bindegeweben gelangen jetzt in den Blutkreislauf.

Die Giftstoffe, Schlacken und Säuren verlassen den Körper über die Darmschleimhaut, die Schleimhäute des Mundes und der Scheide, über Lunge, Haut und Nieren. Erkennbar wird das am oft schlechten Körpergeruch von Fastenden und an der belegten Zunge, der sogenannten Fastenzunge, sowie bei Frauen am Scheidenausfluß.

Als Folge des Giftausstoßes kann es möglicherweise zu erhöhter Müdigkeit, Depressionen oder zu anderen Zeichen von Fastenkrisen kommen. Sie meistern sie leichter, wenn Sie über die seelischen und körperlichen Erscheinungen mit ihrem Arzt sprechen und in der Zeit keine Verpflichtungen haben.

So sieht ein Fastentag aus

Morgens

Nach dem Aufstehen trinken Sie einen viertel Liter lauwarmes Wasser, in dem ein gestrichener Teelöffel Bittersalz (Magnesiumsulfat) aufgelöst wurde. Bittersalz bekommen Sie in der Apotheke für etwa 1,10 D-Mark pro 50 Gramm. Die Salzlösung durchspült die Darmschleimhaut und hilft bei der Auflösung von Darmrückständen und dem Abtransport von Giftstoffen. Es kommt daraufhin mehrmals täglich zu Stuhlentleerungen, wobei der Stuhl häufig flüssig ist. Nach der Einnahme der Bittersalzlösung sollten Sie dann mindestens eine Stunde bis zum Frühstück vergehen lassen.

Möglicherweise kommt es während der Fastenzeit zu einem labilen Kreislauf. Dem können Sie entgegenwirken, indem Sie morgens Ihren Körper mit einem Luffa-Handschuh oder einer Naturhaarbürste trockenbürsten, abwechselnd warm und kalt duschen (Wechselduschen) oder leichte Gymnastikübungen am offenen Fenster machen. Zum Frühstück trinken Sie zwei Tassen Kräutertee (zum Beispiel Lindenblüte, Melisse, Fenchel, Zinnkraut), jedoch möglichst keinen Hibiskus- (Rote Malve) und Hagebuttentee, da beide Sorten zu säuerlich sind.

Kamillen- und Pfefferminztee sollten Sie nur ab und zu trinken, da diese Tees nur bestimmten Indikationen vorbehalten bleiben sollten.

Achten Sie darauf, daß Sie sich wie zu einer richtigen Mahlzeit an den Tisch setzen. Trinken Sie den Tee keinesfalls im Stehen! Wichtig ist, daß Sie den Tee löffelweise in den Mund nehmen und daß Sie ihn gut kauen, ehe sie ihn hinunterschlucken.

Mittags

Eine Stunde vor dem Mittagessen sollten Sie sich für etwa eine halbe Stunde ausruhen. Machen Sie sich für diese Zeit einen Leibwickel. Dazu legen Sie sich ein feuchtwarmes Handtuch oder eine heiße Wärmflasche auf den Leib. Durch diese Leibauflage wird die Verdauungstätigkeit angeregt.

Als Mittagsmahl gibt es einen Teller heiße Gemüsebrühe. Nehmen Sie Ihre Suppe am gedeckten Tisch sitzend ein. Essen Sie die Suppe löffelweise, und kauen Sie jeden Bissen.

Abends

Das Abendessen besteht aus zwei Tassen Kräutertee mit einem Teelöffel Honig und ein paar Spritzern Zitrone. Bitte den Tee im Sitzen löffeln und eine ganze Weile im Mund hin und her bewegen, bevor Sie ihn schlucken.

*REZEPT
GEMÜSEBRÜHE:
Man benötigt 1 Karotte,
1/4 bis 1/2 Sellerieknolle,
1 Knolle rote Bete,
1/4 bis 1/2 Fenchelknolle
(diese Gemüse beliebig
variieren), 1 Kartoffel,
frische Gartenkräuter,
1 Lorbeerblatt, je 2 bis 3
Wacholderbeeren, Meersalz,
Vitam-Hefewürze. Lauch,
Zwiebeln oder Kohl sollten
Sie nicht verwenden,
da diese Gemüse Blähungen
hervorrufen.
Das Gemüse in kleine Stücke
schneiden und in 1 Liter
kaltem Wasser aufsetzen.
Wacholderbeeren, Pfeffer-
körner und das Lorbeerblatt
hinzufügen.
Das Ganze etwa 30 Minuten
auf kleiner Flamme köcheln
lassen, dann das Gemüse
abseihen. Zum Schluß frische
Kräuter und wenig Meersalz
zugeben; mit etwas Vitam-
Hefewürze abschmecken.*

Fastenbrechen

Fastenbrechen nennt man den Übergang vom Fasten auf normale Kost. Die Kurausleitung ist ebenso wichtig wie das Fasten selbst, wenn die Kur auf Dauer erfolgreich sein soll. Das Fastenbrechen sollte sich mindestens über drei bis vier Tage hinziehen.

Für die Aufbautage nach dem Fasten eignet sich die Milch-Semmel-Diät, die milde Ableitungsdiät oder aber leichtverdauliche Basensuppen (Gemüsepüreesuppen auf Kartoffelgrundlage) mit einer Kursemmel.

Wichtig:
- Verwenden Sie in diesen Tagen sowenig Kochsalz wie nur möglich.

Darauf sollten Sie beim Teefasten achten

- Nehmen Sie die Trinkmahlzeit bewußt am gedeckten Tisch ein.
- Der Abstand zwischen den Mahlzeiten soll etwa vier Stunden betragen.
- Achten Sie auf eine Regelmäßigkeit im Tagesablauf, dann fällt Ihnen das Fasten leichter.
- Trinken Sie viel zwischen den Mahlzeiten. Das Minimum sind zwei bis drei Liter am Tag, die Mahlzeiten nicht eingerechnet.

- Erlaubt sind ungesüßte Kräutertees oder kohlensäurearmes Mineralwasser.
- Versuchen Sie nicht zu rauchen!
- Trinken Sie keinen Alkohol!
- Um die Ausscheidung der Giftstoffe aus dem Körper zu fördern, sind folgende Dinge empfehlenswert: warme Wannenbäder, Wechselduschen, Kneippsche Güsse und viel Bewegung an der frischen Luft.

Die Mayr-Kur II: Die Milch-Semmel-Kur

Die drei Mayrschen S

Drei Prinzipien liegen der Milch-Semmel-Heilkur zugrunde, die als die eigentliche Mayr-Kur gilt. Es sind dies die drei Mayrschen S: Säuberung, Schonung und Schulung des kranken und überforderten Darmes.

So geht die Mayr-Kur in groben Zügen vor sich:
Nach einigen Tagen Teefasten oder Vorkur und gleichzeitiger Darmreinigung mit einer Bittersalzlösung (= Säuberung) werden zwei- oder dreimal täglich Semmeln mit Milch gegessen. Wichtig ist, daß diese richtig gekaut werden (= Schonung + Schulung).

Die drei Prinzipien der Mayr-Kur

- **Die Säuberung:**
Sie zielt auf die Säuberung der Verdauungsorgane und die Entgiftung des Körpers ab.

- **Die Schonung:**
Damit sind Entlastung und Erholung der Verdauungsorgane und des gesamten Organismus durch Fasten oder durch eine geeignete Schonkost gemeint.

- **Die Schulung:**
Hierunter wird eine Eß- und Kauschulung verstanden, die bei der Milch-Semmel-Kur eingeübt und später hoffentlich beibehalten wird.
Sie macht eine wirkungsvolle Verdauung erst möglich.

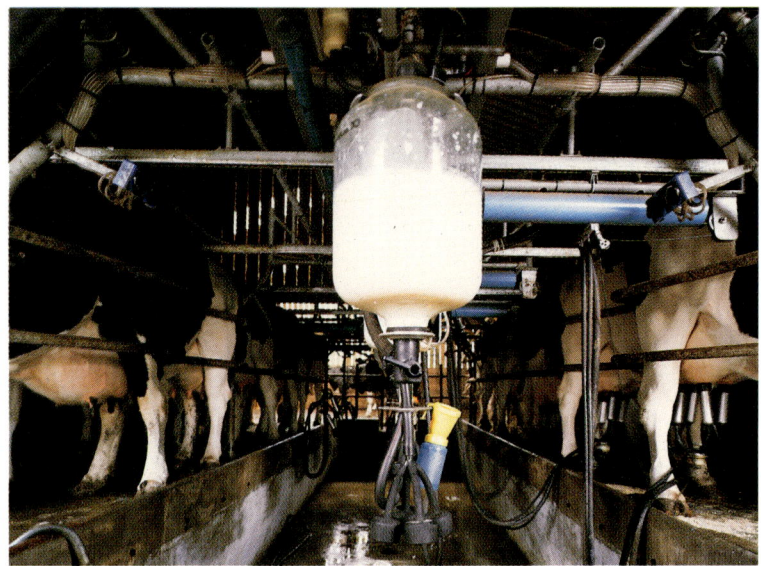

Milch, die »Königin unter den Lebensmitteln«, enthält die wichtigsten Nährstoffe. Solange diese nicht durch Erhitzen zerstört wurden, ist Milch das ideale Nahrungsmittel.

Während der Mayr-Kur muß niemand Hunger leiden, denn es gibt regelmäßig etwas zu essen. Die Semmel ist bei dieser Kur weniger ein Nahrungsmittel, sondern dient als Kauinstrument zur Schulung des Darmes.

Zusätzlich zur Diät sollte eine manuelle Bauchbehandlung oder Darmmassage (= Schulung) erfolgen, die jedoch nur ein sachkundiger, speziell ausgebildeter Mayr-Arzt vornehmen kann.

Kursemmel und Milch

Eine Kursemmel ist erst dann eine Kursemmel, wenn sie die richtige Konsistenz besitzt. Denn sie soll ja als »Kautrainer« dienen und die Speicheldrüsen in gewünschter Weise anregen. Der Übende soll anhand der Kursemmel lernen, wie man richtig ißt, sprich gut kaut und die Speisen dadurch »ausschmeckt«. F. X. Mayr bemerkte: »Nicht nur das Fasten müssen wir üben, sondern auch das richtige Essen!«

So wird die Semmel zur Kursemmel

- Legen Sie mehrere frische Semmeln auf ein Holzbrettchen oder sauberes Tuch in einem ungeheizten, trockenen Raum.
- Lassen Sie sie je nach Luftfeuchtigkeit drei bis vier Tage an der Luft trocknen, ehe Sie sie verbrauchen.
- Drehen Sie die Semmeln ab und zu um.
- Bewahren Sie die Semmeln nicht in einer Plastiktüte oder einem Brotbehälter auf. Dort werden sie zu weich, bleiben zu feucht und fangen leicht an zu schimmeln.

Als Kursemmel dient eine einfache, ganz normale Weißmehlsemmel. Erst durch die richtige Lagerung wird sie zur echten Kursemmel.

Die richtige Kursemmel darf nicht so trocken sein, daß sie zerspringt, wenn man sie schneidet – man muß sie noch eindrücken können. Nur wenn die Semmel die richtige Konsistenz aufweist, kann mit ihr auch das richtige Kauen geübt werden.

Fertige Kursemmeln können Sie einfrieren. Tauen Sie jeweils am Vorabend so viele Semmeln auf, wie Sie für den folgenden Kurtag benötigen.

Weißmehl statt Vollkorn

In fast allen Ernährungsratgebern wird empfohlen, Vollkornsemmeln zu essen. Im Gegensatz dazu wird jedoch für die Mayr-Kur die Weißmehlsemmel, die fast keine Nährstoffe enthält, vorgezogen. Denn Weißmehlsemmeln sind quellfähig und leicht verdaubar, weshalb sie eine optimale Schonkost darstellen. Sie dienen in diesem Fall aber weniger als Nahrung, sondern mehr als »Kautrainer« und zur Anregung der verkümmerten Speicheldrüsen.

Sollten Sie nach einer Milch-Semmel-Mahlzeit frühzeitig wieder Hunger bekommen, waren möglicherweise die Semmeln zu frisch und zu weich. Dasselbe gilt, wenn Sie Blähungen haben.

Auch die Milch macht's

Die Semmel wird in Verbindung mit wenig Milch genossen. Milch enthält die wichtigsten Nährstoffe und ist ein hervorragendes Entgiftungsmittel.

Durch das Erhitzen gehen wertvolle Inhaltsstoffe der Milch verloren. Trinken Sie deshalb möglichst Vorzugsmilch (Rohmilch).

Man bezeichnet Milch auch als Königin unter den Lebensmitteln. Dies ist verständlich, wenn man bedenkt, wie rasch sich Säuglinge oder Jungtiere entwickeln, die nur mit Milch ernährt werden.

Bitte wählen Sie Vorzugsmilch, Rohmilch oder frische Land- oder Vollmilch. Vermeiden Sie H-Milch.

—— Lebenswichtige Inhaltsstoffe der Milch ——

100 Gramm Vorzugsmilch bzw. Rohmilch (= 67 kcal/279 kJ) enthalten:

87,5 g Wasser	0,1 mg Eisen
4,8 g Kohlenhydrate	0,1 mg Vitamin E
3,8 g Fett (gesamt)	(Tokopherol)
3,3 g Eiweiß (Protein)	0,1 mg Niazin
0,2 g mehrfach	0,02 mg Fluor
ungesättigte	0,04 mg Vitamin B1
Fettsäuren	(Thiamin)
157 mg Kalium	0,05 mg Vitamin B6
120 mg Kalzium	(Pyridoxin)
92 mg Phosphor	33 µg Vitamin A
48 mg Natrium	(Retinol)
12 mg Cholesterin	
12 mg Magnesium	
2 mg Vitamin C	1 mg (Milligramm)
(Ascorbinsäure)	= 0,001 g
0,18 mg Vitamin B2	1 µg (Mikrogramm)
(Riboflavin)	= 0,001 mg

Wie man richtig ißt

»Wichtiger, als was wir essen, ist, wie wir essen, in welchem Zustand wir essen und wann wir essen« (F. X. Mayr).

Natürlich spielt auch die Qualität der Nahrung eine wichtige Rolle, aber nach dem Arzt Christoph Hufeland (1762 – 1836) »lebt der Mensch nicht von dem, was er ißt, sondern nur von dem, was er verdaut«.

Das A und O einer guten Ernährung ist nach F. X. Mayr das richtige Kauen. Bei der Milch-Semmel-Kur wird dieser Vorgang so verinnerlicht, daß man auch nach der Kur – und im besten Falle ein Leben lang – automatisch richtig kaut.

So essen Sie richtig

Kleine Bissen:

- Nehmen Sie immer nur kleine Stücke in den Mund. Kauen Sie jeden Bissen so lange (etwa 30- bis 40mal, am Anfang mitzählen), bis die Nahrung im Mund flüssig geworden ist.
- Durch intensives Kauen wird der Verdauungsapparat angekurbelt; er schickt sich zur Nahrungsverwertung an.

Bewußt essen:

- Konzentrieren Sie sich beim Essen ausschließlich auf diese Tätigkeit. Lassen Sie sich nicht durch Fernsehen, Zeitunglesen oder Gespräche ablenken.

Richtig einspeicheln:

- Konzentrieren Sie sich ganz auf den Kauvorgang. Dadurch wird automatisch soviel Speichel produziert, wie zur Verdauung der jeweiligen Nahrung von Vorteil ist.
- Die Speicheldrüsen sind bei den meisten Menschen verkümmert, können aber durch bewußtes und ausdauerndes Kauen ebenso trainiert werden, wie zum Beispiel verkümmerte Muskeln.

Mundhöhle säubern:

- Die ausreichende Produktion von Speichel hat zur Folge, daß der Mund und die Zähne nach dem Essen selbsttätig gereinigt werden. Sie müssen nicht mehr unbedingt nach jedem Essen die Zähne putzen, sollten es aber tun.
- Richtiges Kauen führt zur stärkeren Durchblutung und Festigung des Zahnfleisches, Sie sind so besser vor Parodontose geschützt.

Verdauung:

- Wer richtig ißt und kaut, hat bereits den ersten Schritt im Hinblick auf eine reibungslose und gesunde Verdauung getan, denn gut gekaut ist halb verdaut!

Bittersalz und Basenpulver

TIP:
*Nehmen Sie Bittersalz
nicht in höheren Dosen
über einen längeren
Zeitraum ein.
Bei akuten entzündlichen
Erkrankungen der Leber
oder des Darmes
müssen Sie ganz auf
Bittersalz verzichten.
Bei Nierenfunktionsstörun-
gen oder wenn Sie
Herzmittel einnehmen
(Digitalis, Strophanthin),
Bittersalz nur nach
Rücksprache mit dem Arzt
verwenden!*

Während der gesamten Kur trinken Sie täglich gleich nach dem Aufstehen auf nüchternen Magen ein viertel Liter lauwarmes Wasser, in dem ein gestrichener Teelöffel Bittersalz (Magnesiumsulfat, in der Apotheke erhältlich) aufgelöst wurde. Fügen Sie etwa fünf Tropfen Zitrone hinzu, dann schmeckt der Trank besser, und Sie nehmen zusätzlich Vitamin C auf. Durch die Bittersalzlösung erfolgt eine Darmreinigung in der natürlichen Richtung von oben nach unten statt in der falschen Weise durch Einläufe.

Die Bittersalzlösung beschleunigt den Abtransport von Darmgiften, weshalb es mehrmals täglich zu flüssig-breiigen Darmentleerungen kommt. Wenn Sie die Milch-Semmel-Kur länger machen, wird der Stuhl goldgelb und nahezu geruchlos. Vorher auftretende andersfarbige Stühle, die mit starkem Geruch verbunden sind, sind Zeugnis dafür, daß noch Gifte und Schlacken ausgeschieden werden. Im Verlauf der Kur wird der Stuhl jedoch immer heller und fester.

Erst die Darmreinigung mit Hilfe von Bittersalz macht die Kur zur Mayr-Kur. Ohne Bittersalz verzögert sich der Reinigungsprozeß des Darmes, mit der Folge, daß vermehrt Krisentage während der Kur auftreten können.

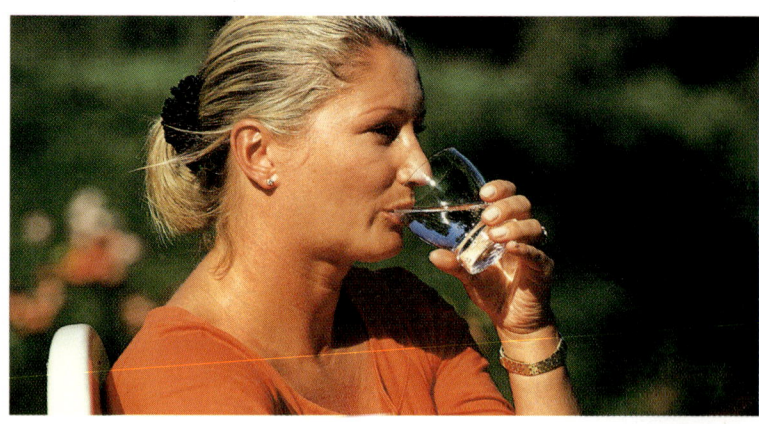

Bittersalzlösung am Morgen auf nüchternen Magen kostet so manchen einige Überwindung. Verfeinern Sie den Trank doch mit einigen Tropfen Zitronensaft.

Säure-Basen-Therapie

Diese Therapie Dr. Erich Rauchs gründet darauf, daß im Blut ständig ein Gleichgewicht zwischen Säuren und Basen herrschen muß. Dieses erst garantiert, daß die aufgenommene Nahrung richtig verdaut und Nichtverdauliches vollständig ausgeschieden werden kann. Während eine »Überbasung« nur äußerst selten vorkommt, sind andererseits viele Menschen heute durch zuviel Streß, mangelnde Bewegung und falsche Ernährung »übersäuert«.

Dr. Rauch stellte fest, daß negative Fastenerscheinungen bei der Mayr-Kur merklich gemildert werden, wenn die Kurenden ein- bis zweimal täglich einen viertel bis einen Teelöffel Basenpulver, aufgelöst in einem viertel Liter Wasser, einnehmen. Dadurch wird außerdem einem Mineralstoffmangel während der Kur vorgebeugt. Das Basenpulver bekommen Sie in der Apotheke. 200 Gramm kosten ca. 15 D-Mark. Die beste Einnahmezeit für das Basenpulver ist abends oder in den Essenspausen zwischen den Mahlzeiten.

TIP:
Das Basenpulver nie unmittelbar nach dem Essen einnehmen; das kann zu Erbrechen führen.

Zusammensetzung des Basenpulvers III nach Dr. Erich Rauch

Natriumhydrogenkarbonat (NaHCO3)	85 g
Kalziumkarbonat (CaCO3)	60 g
Magnesiumzitrat (Mg.citric.)	20 g
Kaliumzitrat (K.citric.)	15 g
Kaliumhydrogenkarbonat (KHCO3)	10 g
Natriumphosphat (Na.phos.)	10 g

Ein- bis zweimal täglich einen viertel bis einen Teelöffel Basenpulver in einem viertel Liter Wasser auflösen. Nicht zu den Mahlzeiten einnehmen!

Teefasten

Wenn Sie eine Kur stationär in einer Kurklinik oder im Sanatorium machen würden, begänne diese mit drei bis vier Teefastentagen, die so verlaufen würden, wie im Kapitel »Die Mayr-Kur I: Das Heil- und Teefasten« beschrieben. Auch Sie können zu Hause die Kur damit beginnen.

Alternativ kann als Auftakt zur Mayr-Kur II (Milch-Semmel-Kur) auch die leichter durchzuführende Vorkur gewählt werden.

Das Teefasten dient der Reinigung der Verdauungsorgane und der Entgiftung des Körpers (= Prinzip der Säuberung). Die reichliche Flüssigkeit, die dem Körper zugeführt wird, unterstützt die Ausscheidung von Giftstoffen aus dem Körper.

Vorkur

Wer sich das Teefasten nicht zutraut oder die Mayr-Kur ambulant zu Hause macht, kann ersatzweise mit einigen Tagen Vorkur beginnen. Sie führt bereits zu einer leichten Gewichtsabnahme, zur vorsichtigen Entwässerung und Entgiftung des Körpers sowie zur Entlastung des Magen-Darm-Kanals.

Morgens

TIP:
Damit die Bittersalzlösung besser verträglich ist, fügen Sie am besten einige Tropfen Zitronensaft hinzu.

Trinken Sie nach dem Aufstehen auf nüchternen Magen einen viertel Liter körperwarmes Wasser, in dem ein gestrichener Teelöffel Bittersalz aufgelöst wurde. Fügen Sie zur Geschmacksverbesserung einige Tropfen Zitronensaft hinzu. Nach der Einnahme der Bittersalzlösung sollten Sie mindestens 45 Minuten bis zum Frühstück warten.

Währenddessen haben Sie ausreichend Zeit für eine Trockenbürstenmassage und anschließendes Wechselduschen.

Sie nehmen pro Tag nur drei Mahlzeiten zu sich: Frühstück, Mittagessen und ein kleines Abendessen. Zwischen den Mahlzeiten halten Sie bitte viereinhalb bis fünf Stunden Abstand ein.

Beim Essen berücksichtigen Sie alle Regeln, wie sie unter »Wie man richtig ißt« (Seite 53) erläutert wurden.

Mittags

In der Vorkur gibt es für Frühstück und Mittagessen keine strengen Diätvorschriften. Sie sollten aber nur essen, was leicht bekömmlich ist, und auf Fettes (zum Beispiel Würste, Speck, Schweinefleisch etc.), Süßes, Alkohol, Kaffee und Nikotin verzichten. Auch blähendes Gemüse und rohes Obst sollten Sie reduzieren. Und hören Sie auf zu essen, wenn es am besten schmeckt!

Es empfiehlt sich, das Frühstück zur Hauptmahlzeit zu machen, weil der Darm morgens am leistungsfähigsten ist. Zwischenmahlzeiten, wie ein zweites Frühstück oder eine Kaffeepause, entfallen.

Abends

Zum Abendessen gibt es lediglich zwei bis drei Tassen Kräutertee mit einem Teelöffel Honig und einigen Tropfen Zitronensaft. Dadurch werden die Verdauungsorgane in der Nacht, also während ihrer natürlichen Ruhepause, besonders entlastet.

Wenn Sie sehr hungrig sind, essen Sie zum Tee eine harte, trockene Semmel. Sie können die Semmel auch mit wenig Butter und Honig bestreichen. Aber bitte immer richtig essen und einspeicheln!

TIP:
Wer bis 70 Kilogramm wiegt, sollte drei Liter täglich trinken, ab 100 Kilogramm sogar fünf Liter.

TIP:
Verzichten Sie auf den Leibwickel in der Schwangerschaft, während der Menstruation und bei akuten Erkrankungen.

Wann immer Sie zwischendurch Appetit verspüren, trinken Sie ungesüßten Kräutertee oder stilles Mineralwasser.

Während der Mayr-Kur sollten Sie mindestens zwei bis drei Liter täglich trinken, die Mahlzeiten nicht eingerechnet. Dies gilt übrigens auch für die Zeiten außerhalb einer Kur!

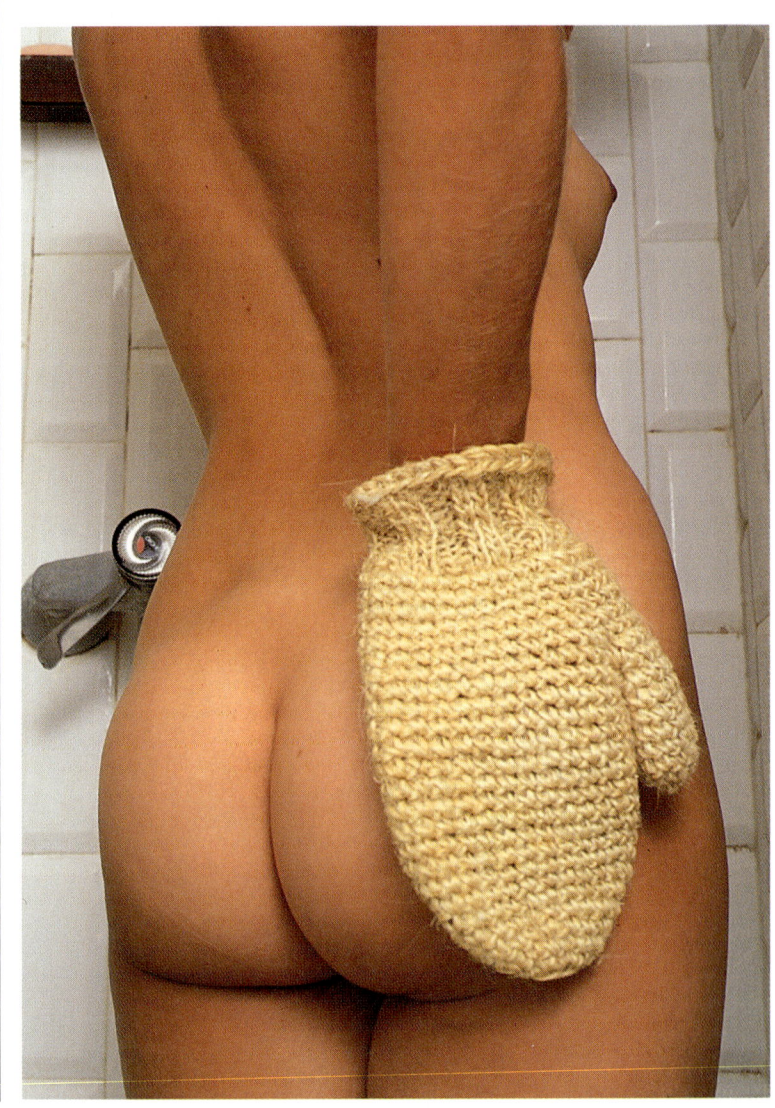

Massagen fördern die Durchblutung der Haut und bilden so eine gute Unterstützung der Mayr-Kur. Ein Luffa-Handschuh leistet dabei gute und angenehme Dienste.

Der Leibwickel

Immer wenn sich Ihnen die Möglichkeit bietet, sollten Sie sich vor dem Mittagessen 15 bis 30 Minuten lang hinlegen. Zur Entspannung und Anregung von Leber, Galle, Magen und Dünndarm machen Sie einen warmen Leibwickel. Während der Vorkur ist es sinnvoll, daß Sie sich möglichst oft ausruhen. Auf jeden Fall ist anzuraten, früh zu Bett zu gehen, ohne vorher das Nervensystem noch mit aufregender Lektüre oder Fernsehkrimis zu erregen. Abends eventuell noch eine Trockenbürstenmassage und Wechselduschen. Vor dem Einschlafen können Sie erneut für eine halbe Stunde einen warmen Leibwickel anlegen.

Ein Leibwickel ist eine wahre Wohltat für Ihre inneren Organe und hilft Ihnen, sich wohltuend zu entspannen.

So machen Sie einen Leibwickel

- Als erstes legen Sie sich ein feuchtheißes Handtuch auf den Bauch.
  Darauf kommt eine heiße Wärmflasche. Legen Sie auf die Wärmflasche noch ein trockenes Handtuch.

- Entspannen Sie sich mit dem Leibwickel eine halbe Stunde im Liegen.

- Nehmen Sie dann den Leibwickel ab.

- Reiben Sie zum Abschluß mit einem feuchtkalten Handtuch über den Bauch, um die Poren zu schließen.

- Falls Sie keinen richtigen Leibwickel machen wollen, genügt es auch, wenn Sie sich eine heiße Gummi-wärmflasche auf den Bauch legen.

Die Vorkur kann drei bis vier Tage oder sogar eine ganze Woche dauern, ehe Sie zu den strengeren Milch-Semmel-Tagen übergehen. Zwei bis vier Wochen durchgehalten, bringt aber auch eine Vorkur ohne anschließende Milch-Semmel-Diät schöne Reinigungserfolge.

Die Milch-Semmel-Tage

Morgens

TIP:
Bittersalz
erhalten Sie in
der Apotheke.

Trinken Sie sofort nach dem Aufstehen die Bittersalzlösung – einen viertel Liter lauwarmes Wasser, in dem ein gestrichener Teelöffel Bittersalz (Magnesiumsulfat) gelöst wurde.
Zur Geschmacksverbesserung können Sie einige Tropfen Zitrone hinzufügen. Warten Sie nach der Einnahme der Bittersalzlösung etwa 45 Minuten, bis Sie Ihr Frühstück zu sich nehmen.

Das Milch-Semmel-Frühstück

- Schneiden Sie eine Kursemmel in fingerdicke Streifen, und legen Sie sie auf einen Teller. Die Streifen dürfen Sie auch ganz dünn mit Butter und Honig bestreichen.
- Beißen Sie ein kleines Stück ab, und kauen Sie es so lange (etwa 30- bis 40mal, am Anfang mitzählen), bis ein flüssiger, süßlich schmeckender Brei entsteht.

»Man trinkt die Semmel und ißt die Milch.« Diese Mayr-Regel hilft, Ihren Darm zu entlasten.

- Schlürfen Sie dazu einen Teelöffel Milch (nicht mehr!), und vermischen Sie ihn im Mund mit dem Speisebrei. »Man trinkt die Semmel und ißt die Milch«, heißt es bei den Mayr-Ärzten. Denn die Milch dient in diesem Fall nicht als Getränk, sondern als Nahrungsmittel, das in kleinen Mengen »gegessen« wird. Auch Menschen, die normalerweise keine Milch vertragen, tut Milch in so geringer Dosis genossen gut.
- Schlucken Sie den mit Milch vermischten Speisebrei hinunter. Auf diese Weise gelangt nur flüssige Nahrung in den Magen-Darm-Kanal. Diese Milchspeise ist bereits im obersten Dünndarm restlos verdaut, so daß der untere Dünndarm und der Dickdarm im Verlauf der Kur keinerlei Verdauungsarbeit leisten müssen. Sie können sozusagen die arbeitsfreie Zeit nutzen, um sich von alten Speiseresten zu befreien.

Wichtig ist, daß die Milch vom Teelöffel gesaugt und nicht getrunken wird. Es darf zu jedem Bissen nur ein Teelöffel Milch genommen werden. Am besten nehmen Sie Vorzugsmilch (Rohmilch), bei der nicht durch Erhitzen wertvolle Inhaltsstoffe zerstört wurden. Wenn Sie die Milch schluckweise trinken, kann es vorzeitig wieder zu Hunger kommen. Es gibt keine Beschränkungen, wie viele Semmeln Sie essen dürfen. Essen Sie aber nur so lange, bis eine leichte Sättigung eingetreten ist. Hören Sie dann sofort auf, und lassen Sie, was übrig ist, stehen. Dies gilt auch für die restliche Milch – trinken Sie sie nicht aus!

Wenn Sie richtig gekaut haben, wird die Sättigung nach dem Genuß von ein bis zwei Semmeln eintreten. Viele Erwachsene kommen mit drei Semmeln und einem halben Liter Milch sehr gut aus. Aber auch sechs Semmeln und bis zu einem Liter Milch am Tag sind völlig in Ordnung.

Lassen Sie sich Zeit beim Essen! Sehr gut ist, wenn Sie für eine Semmel 40 bis 50 Minuten (!) benötigen. Einige Kurende berichten, daß sie im besten Fall für den Verzehr einer einzigen Semmel eine ganze Stunde benötigen. Und nehmen Sie die Mahlzeit nicht mit Abneigung gegen die Speise ein. Wenn Sie alle Regeln richtig befolgen, wird während der Kur kein nagendes Hungergefühl auftreten.

TIP:
Essen Sie nur so lange, bis eine leichte Sättigung eingetreten ist.

Wie Sie bei der Milch-Semmel-Kur essen

- Kauen Sie die Kursemmel gut (30- bis 40mal).

- Schlürfen Sie langsam die Milch.

- Nehmen Sie am besten Vorzugsmilch (Rohmilch).

- Essen Sie so viele Semmeln, wie Sie wollen.

- Stoppen Sie, wenn es Ihnen am besten schmeckt.

- Lassen Sie sich viel Zeit beim Essen.

Alternativen zur Milch-Semmel-Mahlzeit

*REZEPT
HAFERBREI:
2 Eßlöffel Haferflocken
in 1/4 Liter kaltes Wasser
rühren und einige Körnchen
Salz hinzugeben.
Den Brei aufkochen und
2 Minuten köcheln lassen,
dabei umrühren.
Abschließend
etwas Milch dazugießen.*

Statt Milch können Sie zu den Semmeln auch Sauermilch, Biojoghurt oder etwas Quark nehmen. Bitte verwenden Sie keine Buttermilch, da diese Blähungen hervorruft. Wer Milch nicht verträgt (Allergie) oder eine starke Abneigung gegen sie hat, kann auch Malzkaffee mit nur wenig Milch vermischen.

Sie können die Milch-Semmel-Mahlzeit auch mal durch etwas Haferbrei oder Weizenschleimsuppe ersetzen. Aber bitte kauen und essen Sie diese Speisen, wie zuvor bei der Milch-Semmel-Mahlzeit beschrieben!

Mittags

*REZEPT
WEIZENSCHLEIMSUPPE:
2 Eßlöffel Weizenschrot
mit 1/4 Liter kaltem
Wasser verrühren.
Aufkochen und 2 Minuten
köcheln lassen,
dabei umrühren.
Die Suppe durch ein Sieb
streichen und einige
Körnchen Salz hinzufügen.*

Das Mittagessen besteht aus der gleichen Milch-Semmel-Mahlzeit wie am Morgen.
Beachten Sie bitte alle Anweisungen, wie bereits beim Frühstück dargestellt.

Abends

Die Abendmahlzeit besteht aus zwei bis drei Tassen Kräutertee mit einem Teelöffel Bienenhonig und etwas Zitronensaft oder Orangensaft.
Es gilt der Grundsatz: Abends nur »wie ein Bettelmann« essen!
Wer von dem Honig oder der Zitrone Blähungen bekommt, muß darauf verzichten.

Löffeln Sie den Tee, denn nur so werden Sie davon satt. Sie können dazu auch eine Semmel essen, die jedoch gründlich gekaut werden muß.
Abends sollten Sie keine Milch mehr trinken.

Regeln der Milch-Semmel-Kur

Für die Milch-Semmel-Kur gelten die gleichen Regeln, wie sie bereits für das Heil- und Teefasten aufgestellt wurden:

- Täglich, gleichmäßig über den Tag verteilt, mindestens zwei bis drei (oder vier) Liter ungesüßten Kräutertee beziehungsweise kohlensäurearmes Mineralwasser trinken.

- Die Getränke sollten nicht zu heiß und nicht zu kalt sein.

- Trinken Sie auch, wenn Sie keinen Durst verspüren, denn die tägliche Bittersalzlösung führt zu einem Flüssigkeitsverlust, der ausgeglichen werden muß.
Außerdem werden durch das Trinken die gelösten Giftstoffe aus dem Körper geschwemmt.

- Gewöhnen Sie sich an einen geregelten Tagesablauf, das erleichtert die Kur.

- Wer einmal keinen Appetit hat, läßt einfach die Semmel weg und geht zum Teefasten über.

- Sie können Mahlzeiten auch ganz auslassen, aber bitte niemals auf das Trinken verzichten.

- Alkohol ist während der Milch-Semmel-Kur verboten.

- Das Rauchen sollte drastisch eingeschränkt werden.
Am besten ist es, wenn man bei der Gelegenheit gleich ganz damit aufhört.

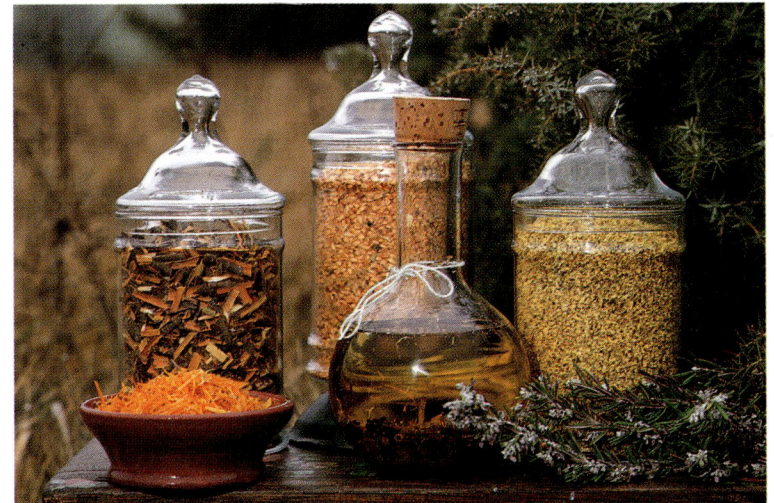

Rezepte aus dem Garten der Natur – Kräutertees sind eine ideale Unterstützung für die Milch-Semmel-Kur.

Tips bei Problemen

- Wenn Sie während der Kur Hunger bekommen, überprüfen Sie, ob die Semmeln die richtige Härte hatten, ob Sie die Semmeln ausgiebig gekaut haben oder ob Sie vielleicht die Milch getrunken statt gelöffelt haben.
- Gegen den Hunger hilft nur Trinken. Brühen Sie sich zwei Tassen Kräutertee auf, und trinken Sie sie ungesüßt.
- Wenn Sie wirklich nagenden Hunger verspüren, verspeisen Sie zum Kräutertee eine Kursemmel – aufgeschnitten, in kleinen Bissen und gut gekaut. Eine Mayr-Kur ist keine Hungerkur. Wer richtigen Hunger verspürt (nicht bloß Appetit auf Schmackhaftes), darf etwas essen!
- Schonen Sie sich für die Dauer der Kur. Wann immer es möglich ist, legen Sie sich vor dem Essen ein Viertelstündchen hin. Gehen Sie früh zu Bett, und verordnen Sie sich für die Dauer der Kur, den Fernseher bereits eine Stunde vor dem Schlafengehen auszuschalten. Lesen Sie statt dessen eine aufbauende Lektüre, oder hören Sie leise, beruhigende Musik.

Tapferkeit gegen Freunde

Hören Sie nicht auf »wohlmeinende« Freunde, die Ihnen einreden wollen, Sie ruinierten mit der Kur Ihre Gesundheit und sähen schon ganz blaß, elend und abgemagert aus. Meist sind das Menschen, die selbst so eine Kur bitter nötig hätten. Je weniger Sie von der Kur erzählen, desto weniger kann man Ihnen dreinreden. Wenn Sie Fragen haben, wenden Sie sich vertrauensvoll an Ihren Arzt.

Positiv ist, wenn Sie die Kur mit Ihrem Partner oder einem Wohnungsgenossen gemeinsam machen.

Kaufen Sie die Kräutertees im Reformhaus oder Naturkostladen und nicht im Supermarkt. Achten Sie darauf, daß sie keine Zusätze oder Konservierungsstoffe enthalten.

Welche Kräutertees sind für die Kur geeignet?

Lindenblüten:	aktivieren die Abwehrkräfte des Körpers und wirken entgiftend
Fenchel:	beruhigt und wirkt gegen Blähungen
Schafgarbe:	beruhigt den Magen, regt die Nierentätigkeit an und fördert die Durchblutung
Johanniskraut:	regt die Drüsen der Verdauungsorgane an und wirkt hervorragend gegen Verstimmungen
Zinnkraut:	wirkt bei rheumatischen Beschwerden, chronischem Husten und Anschwellen der Beine
Melisse:	beruhigt und entkrampft (Magen, Darm, Unterleib)
Brennessel:	hat blutbildende und blutreinigende Wirkung, entschlackt und entwässert den ganzen Organismus
Baldrian:	beruhigt den nervösen Magen und fördert den Schlaf
Angelika (Engelwurz):	hilft bei Appetitlosigkeit, Blähungen, Völlegefühl
Orangenblüten:	wirken beruhigend am Abend
Birkenblätter:	fördern die Verdauung
Rosmarin:	lindert Blähungen, Magen- und Darmbeschwerden, belebt
Gänsefingerkraut:	hilft gegen Magenbeschwerden, Durchfall und Menstruationsbeschwerden

Die gute Nachricht:
Die Mayr-Kur
ist keine Hungerkur.
Wer richtigen Hunger
verspürt, darf etwas essen!

Welche Kräutertees sind nicht oder nur ab und zu für die Kur geeignet?

Hibiskus und Malve:	sind zu sauer
Kamille:	eignet sich besser bei Entzündungen
Pfefferminze:	hilft bei Übelkeit und Brechreiz

Krisentage

Fastenkrisen sind ein Zeichen dafür, daß die Entgiftung in Ihrem Körper vorankommt.

Nach einigen Fastentagen ist der Darm fast entleert. Es befinden sich aber immer noch Rückstände von den Mahlzeiten vergangener Tage und Wochen darin. Während der Fastenzeit, wenn der Körper keine Nähr- und Ballaststoffe bekommt, nehmen die Darmzotten alles auf, was ihnen geboten wird. Sie verdauen die Rückstände und transportieren dadurch vermehrt Fäulnis- und Gärungsgifte, die sich gebildet haben, in den Blutkreislauf. Das belastet die Leber und nachfolgend alle anderen Organe.

Entlastung bewirkt kurzfristige Belastung

Die Entlastung des gesamten Organismus während der Fastenzeit verschafft den Organen und Körperzellen sozusagen Luft und gibt ihnen die Möglichkeit, sich von Schlacken, Altlasten und Stoffwechselabfällen zu befreien. Die kurzfristige, reinigende Überschwemmung des Körpers mit solchen Giftstoffen kann deshalb zu vorübergehenden Belastungen führen.

Außerdem können während der Fastenzeit gelegentlich Kopf- und Gliederschmerzen, Appetitlosigkeit, Schwindelgefühle, Herzklopfen, Sehstörungen, Schwächeanfälle, Schweißausbrüche und sogar Übelkeit auftreten.

»Man gerät«, nach Mayr, »in einen Zustand wie nach dem Genuß von verdorbenen Speisen, von reichlichem Alkohol, starkem Kaffee oder Tabak. Zähne und Zunge werden von dickem, zähem Schleim bedeckt, der Geschmack wird pappig, der Mundgeruch aashaft, faulig.«

Wenn Sie sich nach einigen Fastentagen etwas schlapp fühlen, zeigt dies, daß sich Ihr Körper erfolgreich entschlackt. Auf keinen Fall sollten Sie die Kur deswegen abbrechen!

Manchmal machen sich auch Symptome von Krankheiten bemerkbar, die sie längst für ausgeheilt hielten. Möglicherweise ist auch Ihre Stimmung an manchen Tagen nicht gerade die beste.

Krisentage können bei jeder Fastenkur auftreten, in milderer Form ebenfalls bei der gemäßigten Fastenkur, der Milch-Semmel-Kur. Nach einer Untersuchung des österreichischen Arztes Dr. Drumbl ist an solchen Krisentagen sogar das Badewasser merklich dunkler als sonst; das weist auf einen vermehrten Giftausstoß durch die Haut hin.

Sprechen Sie über Ihre Beschwerden mit Ihrem Arzt, und gehen Sie viel an die frische Luft. Aber statt gemütlich spazierenzugehen, sollten Sie zügig ausschreiten, denn das treibt die Ausscheidung von Schadstoffen voran.

Trinken Sie viel, und baden Sie öfter. Ruhen Sie sich aus, wann immer Sie das Bedürfnis danach haben, und lassen Sie Ihren Gefühlen freien Lauf. Weinen oder schreien Sie, wenn Ihnen danach zumute ist, und schlucken Sie Ihre Trauer oder Ihren Schmerz nicht wieder hinunter.

Nehmen Sie solche Krisen nicht zum Anlaß, die Kur einfach abzubrechen! Sie sind der Beweis dafür, wie nötig Ihr Organismus diese Reinigungskur hatte.

Lassen Sie Ihren Gefühlen freien Lauf!
Weinen oder schreien Sie, wenn Sie wollen.
Das alles steckt in Ihnen und darf heraus.

Einige Tips für Krisentage

- **Sprechen Sie mit Ihrem Arzt über Ihre Beschwerden.**
- **Gehen Sie viel an die frische Luft, besonders wenn Sie Kopfschmerzen haben.**
- **Machen Sie zügige Spaziergänge. Das fördert die Ausscheidung von Schadstoffen aus Ihrem Körper.**
- **Trinken Sie viel, am besten Kräutertees.**

- **Nehmen Sie öfters mal ein Vollbad.**
  Dabei kann es sein, daß das Badewasser etwas dunkler ist als sonst.
  Dies zeigt jedoch nur, daß Ihr Körper die schädlichen Giftstoffe vermehrt ausscheidet.
- **Gönnen Sie Ihrem Körper genügend Ruhe und Entspannung.**

- **Haben Sie keine Hemmungen, Ihren Gefühlen freien Lauf zu lassen.**
  Leben Sie Ihre Stimmungen richtig aus, das heißt, schreien, weinen oder lachen Sie, je nachdem, wonach Ihnen gerade zumute ist.
- **Brechen Sie auf keinen Fall während einer Krise die Kur ab!**

Darmbehandlung

Die manuelle Bauchbehandlung oder Darmmassage gehört ebenso zur Mayr-Kur wie das Bittersalz. Sie wird allerdings nur von einem Mayr-Arzt durchgeführt. Dieser tastet dabei den Darm ab und massiert ihn rhythmisch mit geübten Griffen. Diese Darmmassage oder »Darmgymnastik«, wie F. X. Mayr sie nannte, führt zu einer besseren Durchblutung aller Organe im Bauch (Leber, Gallenblase). Sie regt die Tätigkeit des Darmes (Peristaltik) und den Stoffwechsel an, wodurch verstärkt Stoffwechselabfälle und Schlacken aus dem Körper befördert werden. Die Darmbehandlung wirkt sich auch positiv auf die Atmung aus.

Durch die manuelle Bauchbehandlung wird dieser sofort sichtbar verkleinert, und weiche, abgesackte Därme werden wieder in die richtige Lage gebracht. Der Darm wird von Blähungen befreit, so daß beim Beklopfen des Bauches nun ein ähnliches Geräusch hörbar wird wie beim Beklopfen des Oberschenkels. Nach längerer Behandlung bilden sich auch Krümmungen des Rückens zurück. Die manuelle Bauchbehandlung sollte während der Kur werktags täglich, mindestens jedoch dreimal pro Woche erfolgen.

Eine Behandlung kostet zwischen 30 und 40 D-Mark. Die gesetzlichen Krankenkassen übernehmen wie bei so vielen Therapien der Naturheilkunde die Kosten hierfür leider nicht.

Eine Darmmassage regt die Peristaltik an. Dadurch werden die schädlichen Schlackenstoffe schneller aus dem Körper befördert. Außerdem fördert die Massage die Durchblutung aller Bauchorgane.

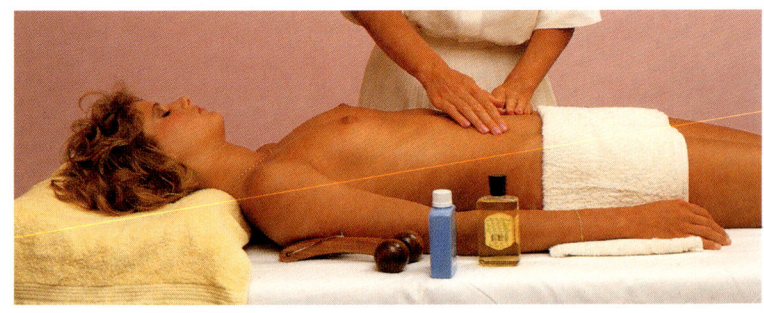

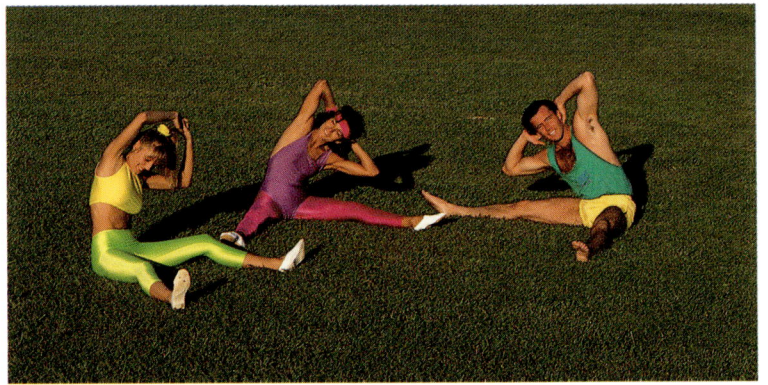

Körperliche Aktivität ist sehr wichtig während einer Darmreinigungskur. Gymnastik ist ideal hierfür, ist gesellig und macht Spaß.

Die Verdauungsgymnastik für zu Hause

Die Verdauungsgymnastik nach F. X. Mayr können Sie auch ohne fremde Hilfe zu Hause durchführen. Am besten sollte sie morgens, mittags und abends erfolgen.

- Setzen Sie sich bequem und gerade auf einen Stuhl. Atmen Sie in den Bauch. Atmen Sie lange aus, und fühlen Sie in den Bauch, wie er anschließend einatmet, ohne daß Sie selbst etwas tun müssen. Atmen Sie fünf Minuten lang ganz bewußt.
- Legen Sie sich auf den Boden. Setzen Sie sich langsam auf, ohne dabei die Arme zu Hilfe zu nehmen. Zehnmal wiederholen.
- Stellen Sie sich aufrecht hin, und legen Sie die Arme locker am Körper an. Beugen Sie den Rumpf nach vorne, bis der Oberkörper mit den Beinen einen rechten Winkel bildet. Die Arme dabei locker hängen lassen. Bis fünf zählen, dann mit dem Oberkörper langsam nach oben kommen. Beugen Sie anschließend den Oberkörper so weit wie möglich nach rückwärts, aber lassen Sie den Kopf nicht nach hinten hängen. Auch hier bis fünf zählen und dann mit dem Oberkörper langsam wieder nach vorne kommen. Beide Übungen fünfmal wiederholen.

- Stellen Sie sich aufrecht hin. Heben Sie Ihr rechtes Knie an, und umfassen Sie es mit beiden Händen. Bringen Sie nun Knie und Stirn zusammen. Bis fünf zählen und langsam in die Ausgangsstellung zurück. Dann mit dem linken Bein üben. Je fünfmal wiederholen.
- Stellen Sie sich hin, und stützen Sie die Arme in die Taille. Kreisen Sie nun mit dem Oberkörper mehrmals rechts herum, anschließend links herum.
- Legen Sie sich nach den Übungen zur Entspannung einige Minuten mit geschlossenen Augen auf den Rücken.

Fastenbrechen nach der Milch-Semmel-Kur

TIP:
Zur Krankheitsvorbeugung und zur Stabilisierung Ihrer Gesundheit sollten Sie die Mayr-Kur regelmäßig einmal im Jahr machen.

Wie nach einer Vollfastenkur sollten Sie auch nach der Milch-Semmel-Kur erst allmählich zur normalen Ernährung zurückkehren. Man kann nach Mayr aber »sofort alle Speisen essen, die nicht durch Kochkünste zu nahrhaft, zu schwer, zu schmackhaft zubereitet und denaturiert sind«.

Außerdem sollten Sie noch auf Obst und ballaststoffreiche Lebensmittel verzichten. Nach Mayr sind überhaupt »Rohkost und Obst Edelsteine in der Nahrung, doch mit Edelsteinen pflastert man nicht seinen Hof«. Gönnen Sie sich mindestens drei bis vier Aufbautage.

Essen Sie zu jeder Mahlzeit eine Semmel oder Graubrot mit etwas Butter oder Reformmargarine bestrichen. Dazu gibt es entweder Quark, Honig, ein weichgekochtes Ei oder morgens eine Scheibe mageren Rinderschinken. Genießen Sie vor dem Frühstück einen Apfel.

Wenn Sie mittags etwas Warmes essen möchten, so bereiten Sie sich eine kleine Portion Pellkartoffeln, gekochten Fisch oder mageres gekochtes Fleisch und gedünstetes Gemüse, zum Beispiel Möhrengemüse. Auch Kartoffel- oder Gemüsesuppen sind als Aufbauspeise zu empfehlen.

Aber vergessen Sie nicht, auch beim Ausklingen der Kur die Nahrung gut einzuspeicheln und zu kauen.
Empfehlenswert sind anschließend noch vier bis fünf Tage milde Ableitungsdiät oder Vorkur.

Dauer der Milch-Semmel-Kur

Den Auftakt der Kur bilden drei bis vier Teefastentage oder Vorkur. Anschließend folgen 14 Tage Milch-Semmel-Kur und drei bis vier Tage Fastenbrechen (Aufbautage). Eine vollständige Kur nach F. X. Mayr nimmt demnach insgesamt drei Wochen in Anspruch. Besser wäre jedoch, Sie würden vier Wochen auf die Heilung des geschädigten beziehungsweise die Entlastung des überforderten Darmes verwenden.

Etwa zwischen dem 11. und 14. Kurtag schaltet der Körper vegetativ um. Krisen sind zwischen dem vierten und siebten Tag zu erwarten.

Auf Empfehlung eines Mayr-Arztes könnte die ideale Mayr-Kur etwa so aussehen:
- Eine Woche Vorkur (zu Hause)
- Zwei Wochen strenge Milch-Semmel-Kur (eventuell in einer Kurklinik)
- Eine Woche Nachkur und Kurausleitung (wieder zu Hause).

Empfehlenswert sind zwischendurch übers Jahr verteilt (besonders nach üppigen Feiertagen) wenige Tage Teefasten oder einige Tage Milch-Semmel-Diät.

Das führt zu einer Entlastung Ihres Darmes und Ihres gesamten Organismus. Darüber hinaus ist es immer ein Erfolgserlebnis, wenn Sie einige Kurtage bis zum Ende auch durchgehalten haben.

REZEPT MÖHRENGEMÜSE:
1 bis 2 Möhren waschen, bürsten und in Scheiben schneiden.
In 3 Eßlöffeln Gemüsebrühe etwa 10 Minuten garen.
Vom Herd nehmen und mit Meersalz und geriebener Muskatnuß würzen, dann 1 Teelöffel Sonnenblumenöl unterrühren.
Mit frischer Petersilie bestreuen.
Zum Möhrengemüse kann man Pellkartoffeln reichen, die mit etwas Kümmel im Kochwasser gegart wurden.
Als Beilage empfiehlt sich eine kleine Portion gekochtes Rindfleisch.

Ergebnisse der Milch-Semmel-Kur

Gewichtsabnahme sollte bei der Mayr-Kur nicht im Vordergrund stehen. Benutzen Sie sie auf keinen Fall als Hungerkur!

Ohne zu hungern, können Sie eine tägliche Gewichtsabnahme von 200 bis 400 Gramm verzeichnen – aber das Abnehmen steht bei dieser Kur nicht im Vordergrund!

Eigenartigerweise ist es sogar so, daß sehr schlanke Menschen bei dieser Kur kaum etwas abnehmen, während beleibte Menschen viel an Gewicht verlieren.

Eine Mayr-Kur wird Sie keinesfalls entkräften, sondern Sie fühlen sich hinterher gesünder und leistungsfähiger denn je:

- Die Haut wird rosig und straff und hat weniger Falten.
- Pickel, Furunkel etc. heilen ab.
- Das Doppelkinn bildet sich zurück.
- Die Brüste bei der Frau werden fester.
- Der Bauch wird verkleinert und fühlt sich weich an.
- Es bildet sich weniger Zahnstein.
- Die Zähne sind morgens sauber und ohne Belag.
- Ihre Körperhaltung normalisiert sich.
- Ihre Kondition ist entschieden besser.
- Das Herz ist kräftiger.
- Die Haare fetten weniger und sind elastisch.
- Die Nägel sind fester und brechen nicht so leicht ab.
- Mundgeruch verschwindet.
- Kein Jucken, Brennen im Auge, keine verklebten Lidränder.
- Klare, leuchtende Augen.

Außerdem normalisieren sich Ihre Leber-, Blutzucker-, Harnsäure- und Cholesterinwerte. Vergleichen Sie Ihre Laborwerte zu Beginn und nach Abschluß der Kur. Das ermuntert dazu, die Kur im nächsten Jahr zu wiederholen.

Sie fühlen sich leichter und sind auch feinfühliger. Denn überflüssiger, krank machender Ballast wurde abgestoßen.

Sie lernen, wieder auf das Körpersignal »satt« zu achten. Ihr Sättigungsreflex funktioniert wieder richtig. Sie fühlen, welche Speisen Ihnen guttun und welche Sie von vornherein

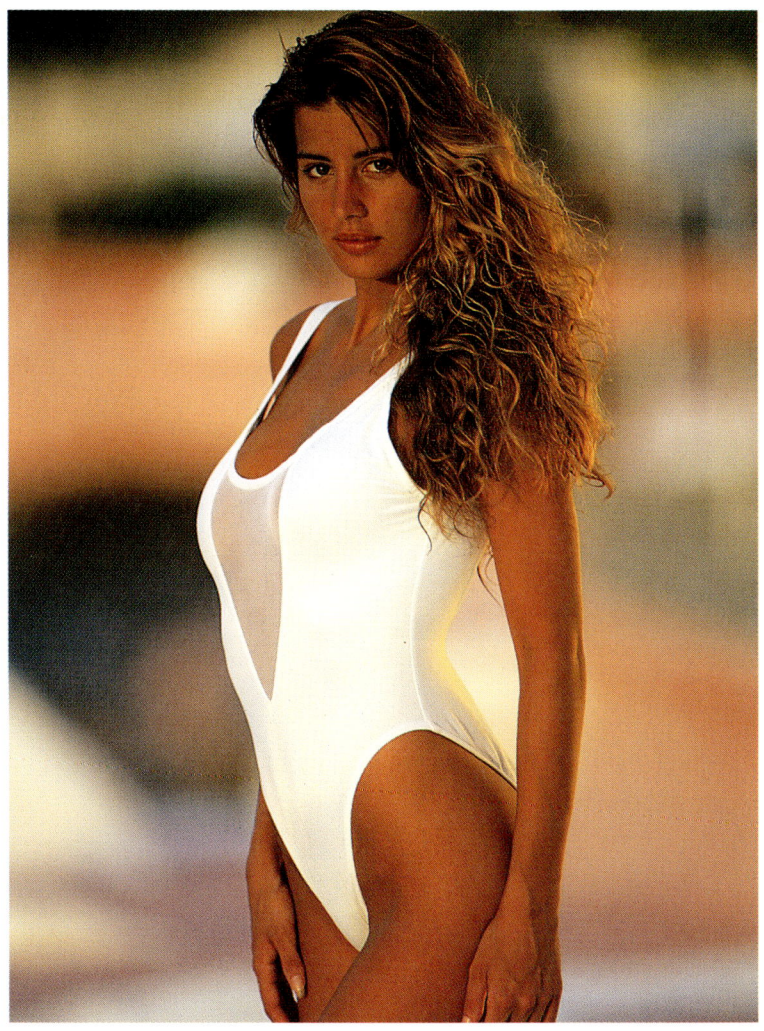

*Schönheit,
die von innen kommt:
Die Mayr-Kur
macht nicht nur schlank,
sie strafft außerdem Ihre Haut,
macht Ihr Haar robuster
und verleiht Ihnen somit
ein rundum besseres Aussehen.*

meiden sollten. Sie haben nach der Fastenkur auch die Kraft, einmal nein zu sagen, wenn Fettes oder Süßes Sie locken sollte. Sie haben zu einem gesunden Eßrhythmus gefunden. Sie verkneifen sich Naschereien und haben gelernt, große Nahrungsmengen durch hochwertige Nahrung zu ersetzen. Sie können nun richtig kauen, was eine wichtige Voraussetzung für eine gesunde Verdauung ist.

Die Mayr-Kur III: Die Mini-Mayr-Kur

Was ist die Mini-Mayr-Kur?

Die sogenannte Mini-Mayr-Kur oder milde Ableitungsdiät wurde von dem Mayr-Schüler Dr. Erich Rauch entwickelt. Sie kann wie die Milch-Semmel-Kur zu Hause durchgeführt werden und sollte etwa drei bis vier Wochen dauern. Sie ist die ideale Schondiät für Berufstätige.

Die Mini-Mayr-Kur ähnelt im Prinzip der Vorkur, es kommen aber ergänzende Maßnahmen wie manuelle Bauchbehandlung, Bäder oder Leibwickel hinzu. Bei dieser Diät wird auf alles Fette, Süße und Zellulosehaltige verzichtet, was die Verdauung zu sehr belastet.

Wie bei der Mayr-Kur, so ist auch bei der Mini-Mayr-Kur richtiges Kauen besonders wichtig.

Heilkost

Die Mini-Mayr-Kur ist eine Heilkost, die zwischen der Milch-Semmel-Kur und normaler Vollwertkost anzusiedeln ist. Wie bei der Mayr-Kur ist auch hier das Kautraining besonders wichtig. Die Mahlzeiten sollen regelmäßig und in einem bestimmten Rhythmus eingenommen werden. Zwischenmahlzeiten entfallen dabei völlig.

Auch die Mini-Mayr-Kur erfordert eine Darmreinigung. Hierfür wird morgens ein gestrichener Teelöffel Bittersalz in einem viertel Liter körperwarmem Wasser aufgelöst und getrunken. Warten Sie etwa 45 Minuten bis zum Frühstück. Auf den Tag verteilt trinken Sie bis zu zwei Liter Kräutertee (Melisse, Schafgarbe, Zinnkraut, Lindenblüte, ab und zu Kamille oder Pfefferminze) oder Mineralwasser mit wenig Kohlensäure.

Die Mahlzeiten

Sie essen wie bisher, aber nur leichtverdauliche und bekömmliche Speisen.

Morgens

Essen Sie wie bei den Aufbautagen nach der Milch-Semmel-Kur eine Kursemmel mit etwas Butter und Quark. Auch magerer Käse oder ein weichgekochtes Ei ist erlaubt. Zur Abwechslung gibt es Haferflocken oder Cornflakes mit Milch.

Mittags

Bereiten Sie eine Mahlzeit aus gedünstetem Gemüse (Karotten, Zucchini, Brokkoli, Fenchel etc.), Pellkartoffeln und magerem gedünsteten beziehungsweise gegrillten Fisch oder Fleisch (Kalb, Huhn, Rind). Statt Kartoffeln können Sie auch ungeschälten Reis, Hirse oder Buchweizen nehmen.
Als Fett verwenden Sie Pflanzenöle wie Distelöl – auf jeden Fall muß es mehrfach ungesättigte Fettsäuren enthalten. Zum Salzen nehmen Sie am besten Meersalz.

Welche Speisen sollten Sie bei der Diät meiden?

Zucker:
- Alle Süßigkeiten und Süßspeisen, Kuchen, Torten, Mehlspeisen, auch süße Limonaden, Fruchtsäfte sowie Obstkonserven

Fett:
- Alles Panierte und in Fett Gebackene, Schweineschmalz und andere tierische Fette (wenig Butter ist erlaubt), Schweinefleisch, Würste, Käse mit hohem Fettgehalt, Mayonnaise und Feinkostsalate, fettes Geflügel wie Gans und Ente

Weißmehl:
- Mehl und Hefespeisen, Weißbrot, Semmeln

Schwerverdauliches:
- Kohl, Kraut, Hülsenfrüchte

Sehr Zellulosehaltiges:
- Frisches Vollkornbrot, Erbsen, Linsen, Bohnen, alle Kohlarten

Größere Mengen Rohkost:
- Obst, Salat, Gemüse, auch Fruchtsäfte
- Alkohol
- Bohnenkaffee, möglichst auch Nikotin und andere Drogen

Verhaltensregeln für die Mini-Mayr-Kur

- Wichtig ist, daß Sie jeden Bissen Nahrung etwa 40mal kauen (anfangs mitzählen) und ihn dadurch gut einspeicheln.

- Essen Sie drei Mahlzeiten täglich (morgens, mittags und abends), aber hören Sie auf zu essen, sobald eine leichte Sättigung eintritt.

- Am besten wäre es, wenn Sie sich zur Abendmahlzeit mit zwei Tassen Kräutertee begnügen könnten.

- Nehmen Sie jede Mahlzeit gepflegt am Tisch ein, auch die Abendmahlzeit.

- Im übrigen gelten alle allgemeinen Hinweise wie beim Teefasten oder bei der Milch-Semmel-Kur: Zwei bis drei Liter täglich trinken, regelmäßiger Tagesablauf, Bewegung an der frischen Luft, Trockenbürsten, viel Ruhe usw.

- Auch bei der Mini-Mayr-Kur können Krisentage auftreten.

Abends

Auf das Abendessen verzichten Sie am besten ganz; Sie trinken nur zwei Tassen Kräutertee, dem Sie einen Teelöffel Honig und etwas Zitronensaft hinzufügen. Denn nach Mayr »geht der Darm mit den Hühnern ins Bett und steht mit den Hühnern wieder auf«.

Leibauflage

Vor dem Mittagessen und abends legen Sie für eine halbe Stunde ein feuchtwarmes Tuch oder eine heiße Wärmflasche auf den Leib. Das entspannt den Magen-Darm-Kanal. Wenn Sie des autogenen Trainings kundig sind, denken Sie dazu die Formel »Sonnengeflecht strömend warm«.

**F. X. Mayr:
»Der Darm geht
mit den Hühnern ins Bett
und steht mit
den Hühnern wieder auf.«
Bedenken Sie,
daß auch ein unnatürlicher
Tagesrhythmus
ungünstig auf den
Darm wirkt.**

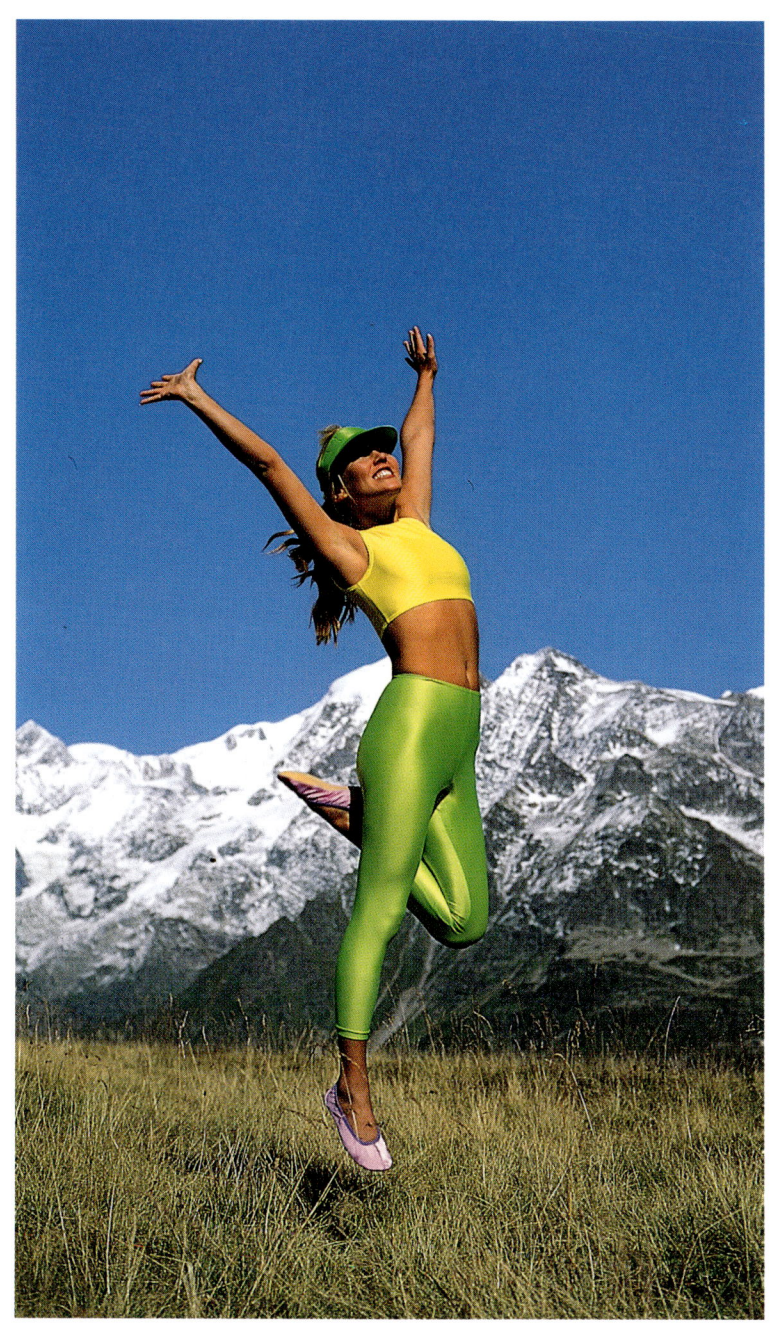

*Wenn Sie die vierwöchige
Kur durchhalten,
werden Sie dafür auch belohnt:
Sie fühlen sich hinterher
frisch, jung, fit und vital.*

Bauchmassage

Abends im Bett oder morgens vor dem Aufstehen ist folgende Bauchmassage nach Rosendorff empfehlenswert:

- Legen Sie sich auf den Rücken, die Beine sind angezogen.

- Streichen Sie mit der flachen Hand und mit leichtem Druck im Uhrzeigersinn über Ihren Bauch. Zuerst außen herum in großen Kreisen, dann in immer kleineren Kreisen bis zum Bauchnabel und wieder zurück. Machen Sie die Übung mindestens fünf Minuten lang sehr bewußt und langsam.

- Streichen Sie dann in der Bauchmitte unter der Brust beginnend von oben nach unten über den Bauch. Diese Übung wiederholen Sie mehrmals. Anschließend noch eine Weile liegen bleiben und nicht rasch aufstehen.

Es empfiehlt sich, wenigstens zweimal pro Woche eine manuelle Bauchbehandlung durch einen geschulten Mayr-Arzt vornehmen zu lassen.

Kurausklang

Wie bei allen Mayr-Kuren soll auch hier der Übergang zum normalen Essen allmählich erfolgen. Reichern Sie die Mahlzeiten nach und nach mit Salat, einer Suppe, Quarkspeise, anderen Gemüsen und Beilagen an.

Behalten Sie die neuen, sinnvollen Gewohnheiten auch nach der Kur bei. Richtiges Essen und Kauen haben Sie möglicherweise für alle Zeiten gelernt, und es kann nur nützen, wenn Sie hin und wieder eine Abendmahlzeit auslassen oder einen Teefastentag einlegen.

Die drei Formen der Mayr-Kur im Überblick

Egal für welche Form der Mayr-Kur Sie sich entscheiden, Sie sollten sich auf jeden Fall genügend Zeit dafür nehmen, da Ihr Körper während der Kur das Bedürfnis nach Ruhe und Schlaf hat. Am besten eignet sich dafür der Urlaub.

1. Die Heil- und Teefastenkur

- Sie nehmen nur flüssige Nahrung wie Kräutertee, Mineralwasser und Gemüsebrühe zu sich.

- Sie sollten täglich mindestens zwei bis drei Liter trinken.

- Die Kur dient zur Behandlung vieler Verdauungsstörungen.

- Morgens ein viertel Liter Bittersalzlösung zur Säuberung des Darms.

- Zum Frühstück zwei Tassen Kräutertee.

- Mittags heiße Gemüsebrühe.

- Abends zwei Tassen Kräutertee mit Honig und Zitrone.

2. Die Milch-Semmel-Kur oder Milchdiätkur

- Die Kur funktioniert nach den Prinzipien Säuberung, Schonung und Schulung des überforderten Darms.

- Sie sollten täglich mindestens zwei bis drei Liter trinken.

- Zwei- bis dreimal täglich gibt es Semmeln mit Milch.

- Das richtige Kauen der Semmeln ist besonders wichtig.

- Die Kur sollte durch Teefasten eingeleitet werden.

- Morgens Bittersalzlösung mit Zitrone zur Darmreinigung.

- Ergänzend eventuell Basenpulver zur Säure-Basen-Therapie.

- Die Milch-Semmel-Mahlzeit kann auch durch Haferbrei oder Weizenschleimsuppe ersetzt werden.

- Abends zwei Tassen Kräutertee mit Honig.

- Die Milch-Semmel-Kur wird durch Darmmassage und Verdauungsgymnastik ergänzt.

- Die Kur endet mit drei bis vier Aufbautagen (Fastenbrechen).

3. Die Mini-Mayr-Kur oder milde Ableitungsdiät

- Die Mini-Mayr-Kur ist eine Heilkost, bei der auf alles Süße, Fette und Schwerverdauliche verzichtet wird.

- Sie wird durch Darmmassagen, Bäder und Leibwickel ergänzt.

- Morgens Bittersalzlösung zur Darmreinigung.

- Sie sollten bis zu zwei Liter Kräutertee am Tag trinken.

- Es ist wichtig, daß Sie jeden Bissen Nahrung gut kauen.

- Sie sollten nicht mehr als drei Mahlzeiten täglich zu sich nehmen.

Unterstützende Maßnahmen der Kurwirkung

Bürstenmassagen

TIP:

Während der Kur sollten Sie täglich morgens und abends trockenbürsten und wechselduschen. Das treibt die Entgiftung über die Haut voran.

Bürsten Sie Ihren Körper morgens und abends vor dem Schlafengehen mit einem Luffa-Handschuh oder einer nicht zu harten Bürste aus Naturhaaren. Das führt zu einer besseren Hautdurchblutung. Streichen Sie in kleinen Kreisen immer in Richtung zum Herzen. Beginnen Sie beim rechten Fuß. Es folgen Wade, Knie und Oberschenkel. Genauso verfahren Sie mit dem linken Bein. Bürsten Sie dann die rechte Hand, den Arm, die Schulter. Es folgt der linke Arm und anschließend der Rücken, von den Pobacken aufwärts. Mit einer Bürste am Stiel oder einem Bürstenband erreichen Sie alle Stellen. Nun sanft kreisend den Bauch und um die Brüste (nicht die Brustwarzen) massieren.

Wechselduschen

Nach der Bürstenmassage duschen Sie Ihren Körper so lange mit warmem Wasser ab, bis Sie sich gut warm fühlen. Dann folgt die kalte Dusche. Fahren Sie mit dem Wasserstrahl in derselben Reihenfolge wie beim Trockenbürsten erst über den rechten Fuß, das rechte Bein, dann den linken Fuß, das linke Bein. Es folgen rechter Arm, linker Arm, Po, Rücken, Bauch, Brust und zum Abschluß das Gesicht.

Wechseln Sie zwischen warm und kalt, solange es Ihnen angenehm ist. Aber schließen Sie stets mit der kalten Dusche ab. Trocknen Sie sich nur leicht ab, und massieren Sie ein gutes Hautfunktionsöl in die Haut ein. Das schützt die Haut vor Austrocknung.

Fußmassage

Laufen Sie so oft wie möglich barfuß, am besten im noch morgenfrischen Gras oder wenn möglich an einem Fluß- oder Seeufer auf den Steinen. Das ist eine hervorragende Fußmassage.
Zu Hause dehnen und spreizen Sie Ihre Zehen. Dann rollen Sie die Füße bewußt ab und stellen sich abwechselnd auf die Zehenspitzen und auf die Fersen. Nehmen Sie einen Fuß nach dem anderen in die Hand, und massieren Sie ihn sanft mit dem Daumen. Abschließend leicht mit den Fäusten beklopfen.

Bewegung an der frischen Luft

Jede Bewegung an der frischen Luft kurbelt den Kreislauf an. Dadurch werden alle Organe mit Sauerstoff versorgt. Machen Sie es sich zur Regel, daß Sie mindestens einmal am Tag außer Atem kommen: Wenn Sie im fünften Stock wohnen, verzichten Sie einfach auf den Lift. Wenn Sie spazierengehen, legen Sie zwischendurch einen Sprint ein.

Besser ist es natürlich, wenn Sie regelmäßig ein- bis zweimal in der Woche gezielt etwas für Ihren Körper tun. Schwimmen, Gymnastik, Laufen, Tennisspielen, Aerobic oder Seilspringen: Suchen Sie sich etwas aus, was Ihnen Spaß macht. Sie sollten die Bewegung an der frischen Luft möglichst bei jedem Wetter durchführen. Das härtet ab und schützt vor Erkältungskrankheiten.

TIP:
Ein Spaziergang vor dem Schlafengehen ist eindeutig schlaffördernd.

Wechselfußbad nach Kneipp

Ein Wechselfußbad am Nachmittag oder abends vor dem Schlafengehen fördert die Durchblutung der Haut und stabilisiert den Kreislauf. Es ist sehr zu empfehlen bei chronisch kalten und müden Füßen. Darüber hinaus wirkt es entspannend und ist ein altes Hausmittel gegen Erkältungen im Anfangsstadium.

Wie Sie ein Wechselfußbad machen

TIP:
Das Wechselfußbad bitte nicht anwenden bei schweren Durchblutungsstörungen, Nerven- und Venenentzündungen. Bei Krampfadern fragen Sie vorher Ihren Arzt.

Für ein Wechselfußbad brauchen Sie zwei Plastikbadewannen für Kinder (auch Eimer sind geeignet) und einen Stuhl. Die Raumtemperatur sollte angenehm warm sein. Sie machen nur die Beine frei, ansonsten sind Sie warm angezogen. Füllen Sie nun in die eine Badewanne warmes Wasser (36 bis 38°C), in die andere kaltes Wasser (bis 18°C). Der Unterschied zwischen dem warmen und dem kalten Wasser sollte etwa 20°C betragen. In das warme Wasser geben Sie einen Badezusatz aus Kräutern oder ein Badeöl.

Setzen Sie sich bequem auf den Stuhl. Dann hängen Sie Ihre Füße erst in die Wanne mit dem warmen Wasser. Dabei sollten die Füße baumeln, und das Wasser sollte eine Handbreit über den Knöchel reichen. Lassen Sie die Füße etwa fünf Minuten darin.

Nun nehmen Sie die Beine heraus und hängen sie für etwa 30 Sekunden in das kalte Wasser. Lassen Sie anschließend etwa 30 Sekunden lang kaltes Wasser aus dem Duschschlauch (ohne Brausekopf oder gebündelten Duschstrahl) über beide Füße laufen.

Wiederholen Sie den Vorgang ein- bis zweimal. Schließen Sie mit kalt ab. Frottieren Sie anschließend die Füße nicht ab, sondern streifen Sie nur mit der Hand das Wasser von den Füßen, und schlüpfen Sie in Baumwollsocken. Nun sollten Sie sich ausruhen oder ins Bett gehen.

Reinigungsbäder

Warme Wannenbäder während der Mayr-Kur kurbeln die Ausscheidung von Schadstoffen über die Haut an. Sie erkennen das daran, daß an manchen Tagen ein richtiger Schmutzrand in der Wanne zurückbleibt. Je öfter Sie baden, desto stärker kann dieser zu sehen sein. Denn durch häufigere Wannenbäder wird das Ausscheiden von Schadstoffen über die Haut noch verstärkt.

Nehmen Sie deshalb während der Kur zweimal wöchentlich ein Vollbad, am besten vor dem Zubettgehen.

TIP:
Wer Schlafstörungen hat, läßt zum Schluß kaltes Wasser in die Wanne zufließen, bis sich die Wassertemperatur um drei oder vier Grad gesenkt hat. Anschließend frottieren und dann ins Bett!

Was sollten Sie bei Reinigungsbädern beachten?

- Ausnahmsweise dürfen Sie länger baden, als normalerweise empfehlenswert ist, nämlich etwa 20 bis 30 Minuten.

- Die Wassertemperatur beträgt etwa 37°C.

- Seifen Sie zu Beginn des Bades den Körper mit milder Babyseife ab. Sie können den Reinigungsvorgang mit einer weichen Körperbürste noch verstärken.

- Dann legen Sie sich zum Entspannen in die Wanne.

- Lassen Sie heißes Wasser zufließen, wenn es Ihnen zu kühl wird.

- Wiederholen Sie das Einseifen noch einmal am Ende des Bades, und duschen Sie sich danach gründlich.

- Trocknen Sie sich ab, und gehen Sie anschließend gleich ins Bett.

Richtig essen nach der Kur

Die natürliche Ernährung

Was uns nicht bekommt, das schmeckt uns nicht. Alles Fette, Schwerverdauliche, kurz alles Ungesunde ruft nach einer Darmreinigungskur in uns oft nur noch Ekel hervor.

Sogar Schulmediziner, die den Naturheilverfahren eher skeptisch gegenüberstehen, sehen in einer Fastenkur eine Chance, krank machende Eßgewohnheiten zu überdenken und radikal mit ihnen zu brechen.

Auch eine Fastenkur nach F. X. Mayr bietet eine Gelegenheit, sich in Zukunft gesünder zu ernähren. Er war der Ansicht, daß sich nach einer Darmreinigungskur die Ernährungsweise praktisch von selbst zum Besseren hin verändert, wenn man die Signale seines Körpers beachtet.

Dr. Mayr baute darauf, daß uns nach der Kur nicht mehr schmeckt, was uns nicht bekommt. Darunter fallen alles Fette (fettes Fleisch, Würste, Schmalz, Speck, Schlagsahne), schwerverdauliche und stark gewürzte Speisen aus Weißmehl und Fabrikzucker (Süßigkeiten), die unserem Körper wertvolle Mineralstoffe und B-Vitamine entziehen, kurz gesagt alles, was zu sehr »veredelt« und konserviert – raffiniert, kondensiert, ultrahocherhitzt, sterilisiert, pasteurisiert, gefriergetrocknet, bestrahlt usw. – worden ist.

Vollwertgetreide

Zur Vollwertkost gehören Brot und Nudeln aus Vollkorn, also alle Nahrungsmittel, die aus den »Produkten des Bodens« – wie ungeschälter Reis oder andere vollwertige Getreidearten aus biologischem Anbau (Hafer, Gerste, Dinkel, Weizen, Roggen, Grünkern, Hirse) – hergestellt werden. Unbehandeltes Vollwertgetreide enthält alle lebensnotwendigen Nährstoffe. Am besten beginnen Sie den Tag mit einem Müsli aus selbstgemahlenem, nicht gekochtem Getreide. Fügen Sie Milch oder Joghurt, Früchte und Nüsse (unbehandelt, nicht geschwefelt) hinzu.

Obst und Gemüse

Auch frisches Obst der jeweiligen Jahreszeit steht nach der Kur auf dem gesunden Speiseplan, ebenso Gemüse, das als Rohkost genossen oder kurz gedünstet wird, damit die Vitamine nicht zerstört werden. Leichtverdaulichem Blatt- und Wurzelgemüse (Karotten, Petersilie und Schwarzwurzeln) ist gegenüber schwer verdaulichen Kohlarten der Vorzug zu geben. Hülsenfrüchte sind gute Eiweißspender. Man sollte sie aber nur in kleinen Mengen genießen, da sie leicht zu Blähungen führen.

Seien Sie verschwenderisch mit Kräutern, denn sie sind sehr vitaminreich und ersetzen vielfach Salz und scharfe Gewürze. Frischkost sollte etwa ein Drittel der Nahrung ausmachen. Mit Frisch- oder Rohkost ist ungekochte pflanzliche Nahrung gemeint, bei der alle kostbaren Inhaltsstoffe – pflanzliches Eiweiß, Vitamine, Mineralstoffe – voll erhalten bleiben. Sie umfaßt sowohl Obst, Salate, Gemüse und Kräuter als auch Getreidekörner und naturbelassene Pflanzenöle. Denken Sie daran, daß Obst und Gemüse aus biologischem Anbau oft nicht so schön aussehen wie die übliche gespritzte Supermarktware, jedoch bei weitem gehaltvoller sind.

Aber zuviel Rohkost ist dem Darm nicht zuträglich. Bei der Zersetzung von Salat, Obst und Gemüse bilden sich im Darm vermehrt Fuselalkohole (Methanol, Propanol, Butanol). Im Übermaß können sie sich schädlich auf Blut, Leber, Lymphe und damit auf den ganzen Körper auswirken.

TIP:
Müsli am Morgen gibt Ihrem Körper und Ihrer Laune einen Vorsprung für den ganzen Tag. Und lecker ist es noch dazu!

Zu einer richtig gesunden Ernährung zählen täglich frisches Obst, Gemüse, Vollkornprodukte sowie Milch und Honig.

Wenn Sie zuviel Rohkost verzehren, bekommen Sie Blähungen, einen aufgetriebenen Bauch sowie zu weichen Stuhl. Rohkost und auch schweres, frisches Vollkornbrot sollten Sie abends auf jeden Fall meiden, da diese Nahrungsmittel über Nacht leicht gären.

Fleisch und Fisch

Mageres Fleisch (Huhn, Pute, Kalb, Rind) und mageren Fisch (Forelle) können Sie gerne essen, sie sollten jedoch nicht öfter als zwei- bis dreimal in der Woche auf den Teller kommen. Vergessen Sie nicht, daß bei der modernen Massentierhaltung viel mit Medikamenten und Chemikalien gearbeitet wird, die dann im Fleisch enthalten sind. Darüber hinaus ist die Überversorgung mit Eiweiß eine der häufigsten Ursachen von Zivilisationskrankheiten wie Arteriosklerose, Bluthochdruck und Herzinfarkt. Gewöhnen Sie sich daran, Fleisch als Beilage zu genießen, nicht als Hauptgericht.

Statt Fleisch nehmen Sie zur Eiweißversorgung besser Vorzugsmilch, Quark, Dickmilch, Joghurt, Frischkäse, Kefir oder pflanzliches Eiweiß. Auch den Verbrauch von Eiern sollten Sie reduzieren.

Getränke

Trinken Sie täglich mindestens zwei bis drei Liter, besser noch vier. Besonders ältere Menschen nehmen oft zuwenig Flüssigkeit auf, da sie seltener Durst verspüren als junge Menschen.

Verzichten Sie jedoch auf gesüßte Obst- und Fruchtsäfte (sie gären im Darm) und gezuckerte Limonaden. Wählen Sie statt dessen ungesüßte Kräuter- und Früchtetees sowie natriumarmes Mineralwasser.

Auch ungezuckerte Obstsäfte dienen, mit Wasser vermischt, als Durstlöscher und Mineralstoffspender. Kaffee und schwarzen Tee sollten Sie nur mit Genuß, also in Maßen trinken, Alkohol sowenig wie möglich.

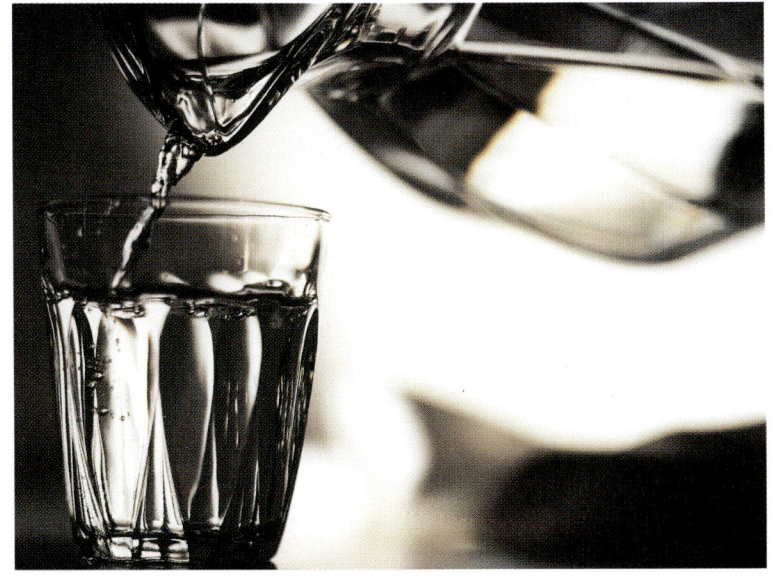

Der beste und gesündeste Durstlöscher ist nach wie vor das Mineralwasser. Wählen Sie dabei am besten ein natriumarmes Wasser.

TIP:
Honig nie erhitzen,
dadurch gehen wertvolle
Stoffe verloren.

— **Darauf sollten Sie bei der Ernährung achten!** —

**Süßen Sie statt
mit Fabrikzucker
mit Zuckerrübensirup,
Apfel- oder Birnen-
dicksaft, mit kleinen**

**Mengen Honig
(Vorsicht: Zuviel
Honig gärt im Darm!)
oder mit honig-
gesüßtem Sanddornsaft.**

Zubereitung der Speisen

Achten Sie bei der Zubereitung der Speisen darauf, daß lebensnotwendige Spurenelemente, Vitamine und Mineralstoffe nicht verlorengehen.

TIP:
Naturbelassene Öle,
außer Soja- und Olivenöl,
bitte nicht erhitzen, da sie da-
durch an Gehalt verlieren.

- Verwenden Sie als lebensnotwendige Fette (30 Gramm täglich) vollwertige, kaltgepreßte Pflanzenöle mit einem hohen Anteil an mehrfach ungesättigten Fettsäuren (Keimöl, Distelöl), Butter oder ungehärtetes Pflanzenfett (Kokos).
- Ersetzen Sie zunehmend tierisches Eiweiß durch hochwertiges pflanzliches Eiweiß (Kartoffeln, Gemüse, Getreide, Hülsenfrüchte).
- Essen Sie Pellkartoffeln statt fettiger Pommes frites.
- Würzen Sie mit frischen Garten- und Wildkräutern. Sie regen den Appetit und die Verdauung an und enthalten wertvolle Vitalstoffe sowie ätherische Öle und Bitterstoffe.
- Verzichten Sie auf das Herausbacken in Fett sowie auf das Panieren.
- Statt Gemüsekonserven wählen Sie das viel gehaltvollere tiefgekühlte Gemüse.
- Verwenden Sie zum Salzen Meersalz oder Kräutersalz, die auch Spurenelemente enthalten.
- Gehen Sie mit Salz immer sparsam um.
- Qualität (der Nahrung und des Essens) geht von nun an vor großen Mengen, also vor Quantität.

So schützen Sie Ihre Lebensmittel

Frisch einkaufen:
- Kaufen Sie Früchte, Salat und Gemüse möglichst immer frisch ein. Durch langes Lagern gehen Vitamine verloren.

Im Dunkeln aufbewahren:
- Bewahren Sie Brot und Milch in lichtundurchlässigen Behältern auf, denn besonders die Vitamine A, B2 und D werden durch Lichteinwirkung zerstört. Auch Obst und Gemüse sollten Sie nie in der prallen Sonne liegenlassen.

Nicht im Wasser liegenlassen:
- Lassen Sie Salat oder Gemüse nie längere Zeit im Wasser, denn viele Vitamine sind wasserlöslich. Besser ist Abspülen unter fließendem Wasser.

Bürsten statt schälen:
- Bei Obst und Gemüse mit Schalen ist Schälen oft nicht notwendig. Gründliches Waschen und anschließendes Abreiben mit einem trockenen Tuch (Äpfel, Birnen) oder Abbürsten unter fließendem Wasser (Karotten, Petersilie, Schwarzwurzeln) genügt in der Regel. Denn in der Schale oder direkt darunter befinden sich wertvolle Inhaltsstoffe.

Nicht lange stehenlassen:
- Rohkost sollte sofort nach dem Putzen, Kleinschneiden und Zubereiten gegessen werden. Durch längeren Kontakt mit Sauerstoff verliert sie an Wert. Auch Gemüse sollte erst kurz vor dem Kochen vorbereitet (gewaschen, geschält, zerkleinert) werden.

Mit wenig Wasser kochen:
- Dünsten Sie Kartoffeln und Gemüse in möglichst wenig Wasser. Nach der Kochzeit soll gar kein oder nur noch wenig Wasser im Topf sein. Die Garflüssigkeit ist reich an Vitaminen. Schütten Sie sie nicht weg, sondern verwenden Sie sie für die Soße oder eine Suppe. Garen Sie auf kleiner Flamme, und geben Sie einen fest schließenden Deckel auf den Topf. Sehr schonend kochen Sie mit dem Schnellkochtopf.

Nur kurz dünsten:
- Dünsten Sie Gemüse immer nur einige Minuten, so daß das Gemüse noch »Biß« hat. Je länger es kocht, desto mehr Vitamine gehen verloren.

Nur kurz aufwärmen:
- Bereiten Sie immer nur so viel zu, wie für die jeweilige Mahlzeit benötigt wird. Wenn Aufwärmen einmal unumgänglich ist, dann halten Sie die Speisen nicht stundenlang auf dem Herd warm. Lassen Sie sie rasch abkühlen, und erhitzen Sie sie bei Bedarf noch einmal ganz kurz.

Am Schluß salzen:
- Geben Sie Salz erst ins Kochwasser, wenn die Gerichte schon gar sind. Bei Gemüse und Kartoffeln geben Sie Butter erst zu, wenn Sie den Topf vom Herd genommen haben.

Übertreiben Sie es nicht mit der gesunden Ernährung, und werden Sie kein verbissener Ernährungsapostel. Wenn Sie gelegentlich Lust auf ein Stück Kuchen oder auf einen Schweinsbraten mit Knödeln haben, dann essen Sie ihn – allerdings mit viel Genuß.

Wenn Sie Ihren überforderten Darm einmal im Jahr durch eine Mayr-Kur entlasten und ansonsten vernünftig essen, verkraften Sie ohne weiteres einmal eine kleine »Sünde«.

Richtig essen

Sie erinnern sich sicher noch an F. X. Mayrs Satz: »Wichtiger, als was wir essen, ist, wie wir essen, in welchem Zustand wir essen und wann wir essen.« Das gilt vor allem auch für die Zeit nach der Kur.

Länger essen

Wenn Sie die Kur erfolgreich absolviert und alle Hinweise befolgt haben, brauchen Sie nach der Kur automatisch länger zum Essen.

Essen Sie bewußt! Nehmen Sie sich genügend Zeit, und wählen Sie sich eine Umgebung, in der Ihnen das Essen auch Spaß macht.

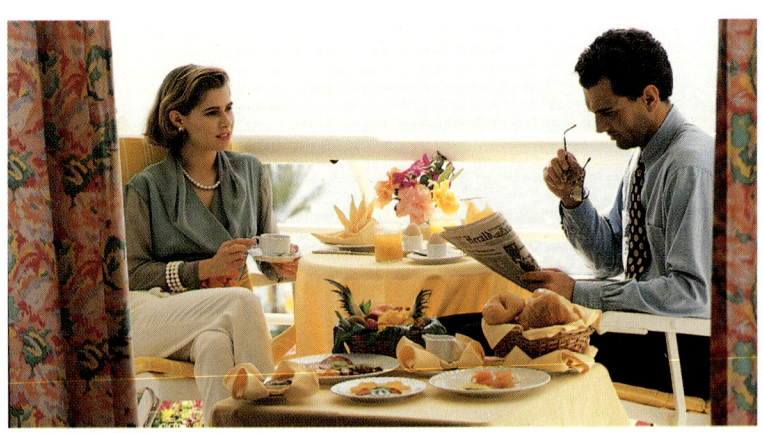

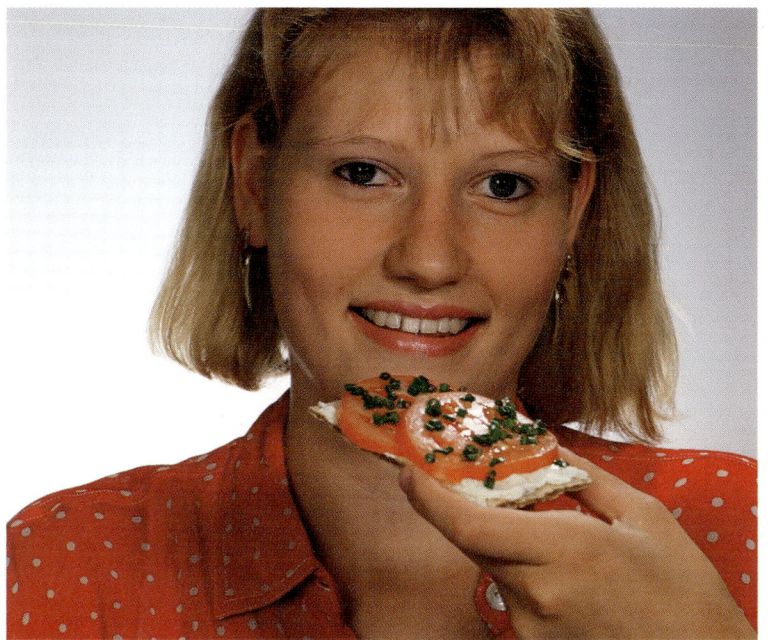

Nur wenn Sie langsam und bewußt essen, können Sie rechtzeitig ein Sättigungsgefühl wahrnehmen. Sonst essen Sie meist »über Ihren Hunger hinaus«.

Die Bissen werden lange gekaut und dadurch gut eingespeichelt und sind so optimal für die Aufnahme im Magen vorbereitet. Darmgesunde Menschen essen vorwiegend einfache Gerichte und brauchen viel Zeit zum Essen – so wie früher die ärmeren Bauern.

Achten Sie darauf, daß die Speisen und Getränke weder kochend heiß noch eiskalt sind. Die Schleimhäute von Mund, Speiseröhre und Magen sind bei Speisen und Getränken von mittlerer Temperatur am funktionstüchtigsten.

Bewußt essen

Wenn Sie sich zum Essen hinsetzen, sollten Sie immer ganz bei der Sache sein und nicht in Gedanken woanders. Am besten gelingt das bewußte Essen, wenn man jede Mahlzeit zu einer kleinen Zeremonie macht, mit schönem Geschirr, einem hübsch gedeckten Tisch, Blumen und Kerzenlicht.

Früher essen

Die Verdauung läuft nicht zu allen Tageszeiten gleichmäßig auf vollen Touren. Am Vormittag ist sie am leistungsfähigsten, am Nachmittag läßt ihre Aktivität nach. Alles, was Sie am Abend zu sich nehmen, wird erst am Morgen verdaut. Morgens fühlt man sich dann unausgeruht, »wie erschlagen«, und hat Kopfschmerzen.

Optimal funktioniert Ihre Verdauung, wenn Sie entsprechend der Leistungsfähigkeit Ihres Verdauungssystems die Mahlzeiten einnehmen. Leben Sie gemäß der alten Volksweisheit: Morgens essen wie ein König, mittags wie ein Bürgersmann und abends wie ein Bettelmann.

Seltener essen

Drei Mahlzeiten am Tag sollten genügen. Nur so hat Ihr Verdauungsapparat die Chance, sich zwischendurch zu erholen.

Nach einer erfolgreichen Mayr-Kur ißt man nicht mehr so oft am Tag. Richtiges Hungergefühl stellt sich nach einer ausgiebigen Mahlzeit erst wieder nach ungefähr fünf bis sechs Stunden ein. Und nur wer richtig Hunger hat, hat auch Freude am Essen. So, wie bei der Vorfreude auf gutes Essen das »Wasser im Mund zusammenläuft«, sammeln sich auch im Magen die Magensäfte. Wenn Sie auf diese Weise mit gutem Appetit auf eine Mahlzeit eingestellt sind, dann wird die Nahrung auch richtig verdaut.

Normalerweise dürften Ihnen jetzt drei Mahlzeiten pro Tag reichen. Damit hat auch der Verdauungsapparat gelegentlich Ruhezeiten. Das Abendessen lassen Sie nach einer Mayr-Kur gerne einmal ausfallen, nachdem Sie erfahren haben, wie gut Sie schlafen und wie erholt Sie morgens erwachen, wenn der Darm die Nacht über nicht belastet ist.

Auch die Lust auf Zwischenmahlzeiten ist nach der Kur meist verschwunden. Wer wirklich zwischen den Mahlzeiten starken Hunger verspürt, sollte etwas trinken.

Weniger essen

Nach einer Mayr-Kur können die meisten Menschen pro Mahlzeit nicht mehr soviel essen wie zuvor.

Wer gelernt hat, sein Essen gut zu kauen, ist eher satt.

Man reagiert wieder auf das Signal »satt«. Menschen, bei denen der Sättigungsreflex funktioniert, unterlassen es gerne, andere zum Essen anzuhalten, die eigentlich nicht mehr mögen – eine Unterlassung, die sich besonders segensreich bei Kindern auswirkt, deren Darm rasch mit Abstumpfung auf Überfütterung reagiert.

Worauf müssen Sie beim Essen achten?

- Kauen Sie jeden Bissen mindestens 30mal, besser 50mal. Zählen Sie mit, bis der Rhythmus in Fleisch und Blut übergegangen ist. Wer gut kaut, ist eher satt.

- Essen Sie nicht weiter, wenn Sie satt sind. Lassen Sie lieber die Reste stehen.

- Trinken Sie geringe Mengen zum Essen. Sonst besteht die Gefahr, daß Sie die Speisen nur wenig zerkleinert hinunterspülen. Am besten trennen Sie ganz das Essen vom Trinken.

- Verzichten Sie darauf, andere zum Essen zu drängen.

- Essen Sie nur, wenn Sie wirklich Hunger haben. Zwischen zwei Mahlzeiten sollten mindestens vier bis fünf Stunden liegen. Verzichten Sie auf Zwischenmahlzeiten.

- Wenn Sie zwischendurch Hunger haben, trinken Sie Mineralwasser oder Kräutertee.

- Essen Sie nur wenig und Leichtverdauliches am Abend. Und lassen Sie das Abendessen ruhig öfter ausfallen.

- Essen und trinken Sie nichts, was zu heiß und zu kalt ist.

- Die Qualität der Nahrung und des Essens geht vor großen Mengen, also vor Quantität.

- Richten Sie für Sport und Bewegung einen festen Termin ein, am besten täglich eine halbe Stunde an der frischen Luft.

- Schalten Sie zwischendurch einen Milch-Semmel-Tag oder Teefastentag ein.

Gesundheitsratgeber von Südwest: für die Balance von Körper, Geist und Seele.

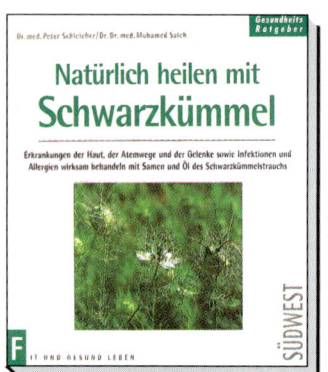

ISBN 3-517-01767-1

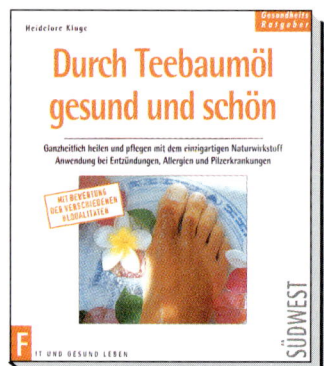

ISBN 3-517-01744-2

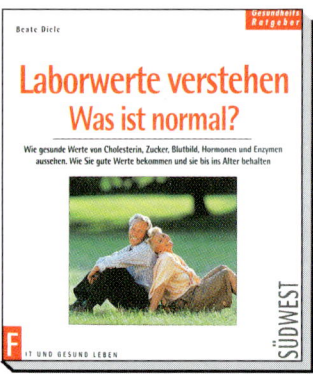

ISBN 3-517-01836-8

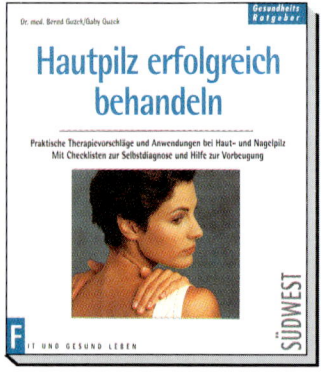

ISBN 3-517-01671-3

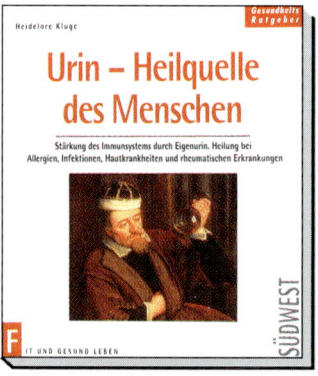

ISBN 3-517-01657-8

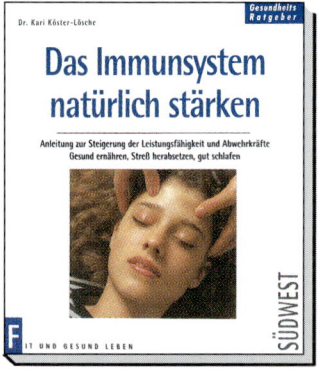

ISBN 3-517-01649-7

Jeder Band 96 Seiten, durchgehend vierfarbig, mit zahlreichen Abbildungen und Grafiken, Broschur

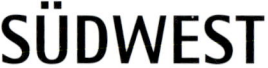

SÜDWEST

Bücher für die ganze Familie

Über die Autorin

Margot Hellmiß studierte Germanistik, Geschichte und Kommunikationswissenschaft. Seit vielen Jahren beschäftigt sich die Journalistin mit Naturkosmetik und medizinischen Themen. Der Schwerpunkt ihrer Arbeit sind Diät und gesunde Ernährung, Naturheilverfahren und alternative Therapieverfahren.

Literatur

Buchinger, Otto: Das Heilfasten. Hippokrates Verlag. Stuttgart 1992
Gesellschaft der Mayr-Ärzte (Hrsg.): Festschrift zum 100. Geburtstag von F.X. Mayr. Karl F. Haug Verlag. Heidelberg 1975
Mayr, Franz X.: Darmträgheit. Studien über ihr Wesen und ihre Folgen. Verlag Neues Leben Stadelmann. Alberschwende 1986
Mayr, Franz X. u.a.: Gesundung nach Dr. F.X. Mayr. Verlag Neues Leben Stadelmann. Alberschwende 1982
Pfeiffer, Amrei: Magen-Darm-Beschwerden natürlich behandeln. Gräfe und Unzer. München 1994
Rauch, Erich: Diagnostik nach F.X. Mayr. Karl F. Haug Verlag. Heidelberg 1993

Hinweis

Bildnachweis

AKG, Berlin: 36; Oswald Baumeister, München: Titelbild (U1), U4; Das Fotoarchiv, Essen: 28 (John Running); IFA-Bilderteam, Taufkirchen: 3 re. o. (Comnet), 6 (Aberham), 20 (Henseler), 68 (v. Stroheim), 69 (Lancry), 73 (Förster), 77 (IPP); The Image Bank, München: 2 u. (N.N.); Ulrich Kerth, München: 90; Botanik-Bildarchiv Laux, Biberach: 63; Mauritius, Mittenwald: 9 (Wenske), 29 (Coll), 43 (Rosenfeld), 44 (Poehlmann), 58 (Fagot), 86 (Arthur), 91 (Enzinger); Bildarchiv Michler, Balzheim: 23; Alfred Pasieka, Hilden: 13; Kai-Uwe Schneider, Freiburg: 54; Hans Seidenabel, München: 12; Tony Stone, München: 1 (Laurence Monneret), 50 (Graeme Norways), 87 (Christine Hanscomb)

Impressum

© 1995 Südwest Verlag GmbH & Co. KG, München
7. Auflage 1998

Alle Rechte vorbehalten. Nachdruck – auch auszugsweise – nur mit Genehmigung des Verlags.

Lektorat: Daniela Maag/ Dr. Bertram J. Ganzfelder
Redaktionsleitung und medizinische Fachberatung: Dr. med. Christiane Lentz
Produktion: Manfred Metzger
Graphisches Konzept: Christine Paxmann, München
Umschlag: Wolfgang Lehner
DTP/Satz: Reiner Löb
Druck: Color-Offset, München
Bindung: R. Oldenbourg, München

Printed in Germany

Gedruckt auf chlor- und säurearmem Papier

ISBN 3-517-01660-8

Register